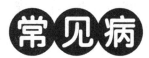

脐疗绝招

——中药脐部给药理论与现代临床实践

主 编◎张丰强 冯年平 张永太

U0130034

中国健康传媒集团

中国医药科技出版社

内 容 提 要

本书系统介绍了脐部给药的中医理论与现代研究进展，总结了脐部给药制剂的开发状况，分析了脐部给药制剂的设计理念、原则和新的技术手段，广泛收集了各种有关脐部给药的临床报道并根据病症分类列举了脐部给药的现代临床应用，还收集了大量用之效验的脐疗方剂。全书共四章，第一章简要介绍了脐部给药的历史与发展，第二章详论了脐部给药制剂的研究，第三章列举了脐部给药的临床应用，第四章重点介绍了内、外、妇、儿等科近30种常见病的脐疗经验效方与使用方法。本书适用于中医师、中医院校学生和中医爱好者学习使用，也可供相关临床、教学和科研人员学习参考。

图书在版编目（CIP）数据

常见病脐疗绝招：中药脐部给药理论与现代临床实践/张丰强，冯年平，张永太主编.
—北京：中国医药科技出版社，2023.9
ISBN 978-7-5214-4113-0

Ⅰ.①常…　Ⅱ.①张…②冯…③张…　Ⅲ.①脐–中药外敷疗法　Ⅳ.①R244.9

中国国家版本馆CIP数据核字（2023）第159825号

美术编辑　陈君杞
版式设计　友全图文

出版　**中国健康传媒集团**｜中国医药科技出版社
地址　北京市海淀区文慧园北路甲22号
邮编　100082
电话　发行：010-62227427　邮购：010-62236938
网址　www.cmstp.com
规格　710×1000 mm $\frac{1}{16}$
印张　12 $\frac{1}{4}$
字数　239千字
版次　2023年9月第1版
印次　2023年9月第1次印刷
印刷　三河市万龙印装有限公司
经销　全国各地新华书店
书号　ISBN 978-7-5214-4113-0
定价　**45.00元**

获取新书信息、投稿、为图书纠错，请扫码联系我们。

版权所有　盗版必究
举报电话：010-62228771
本社图书如存在印装质量问题请与本社联系调换

编委会

主　编　张丰强　冯年平　张永太

副主编　周　倩　张　恺　张素娟　申利娜
　　　　王　志　周　蒙　李嘉琪

编　者（按姓氏笔画排序）
　　　　王　志（上海中医药大学）
　　　　申利娜（河南省鹤壁市人民医院）
　　　　李念虹（山东省中医药研究院）
　　　　李娜娜（天津市中医药研究院附属医院）
　　　　李嘉琪（上海中医药大学）
　　　　张　恺（天津中医药大学第一附属医院）
　　　　张丰强（上海大方脉中医药研究院）
　　　　张永太（上海中医药大学）
　　　　张素娟（北京市科学技术研究院）
　　　　周　倩（山东省中医药研究院）
　　　　周　蒙（山东大学第二医院）
　　　　耿　雪（山东省食品药品检验研究院）
　　　　夏　晴（上海中医药大学）
　　　　樊官伟（天津中医药大学第一附属医院）
　　　　戴衍朋（山东省中医药研究院）

前　言

脐部给药是以中医经穴理论为基础的特色给药技术，为中医外治法的重要组成部分，因其简便易行、疗效独特而被广泛应用于临床，行之千年而不衰。

脐部为神阙穴所在区域，神阙穴与十二经脉相联系，与奇经八脉和脏腑相通，因此中医认为脐部给药可借助药物与经穴的双重功效而达到通达脏腑、调理气血的作用，可治疗内科、外科、妇科、儿科、皮肤科、五官科等各科疾病，并可用于养生保健。

在现代药物制剂体系中，脐部给药可被归列于经皮给药系统的范畴。现代研究认为脐部皮肤较薄，皮下微血管丰富，药物经脐部吸收迅速，且能避免肝首过效应，生物利用度较高。

另外，人体脐窝的特殊结构可作为药物贮库，因此有"敷脐""填脐""滴脐""封脐"等方法，给药方便，可因药物持续释放而获得持久疗效。

近年来，随着医药工业与技术的发展，对于脐部给药制剂的开发呈现蓬勃发展态势。截至2023年8月，国家药品监督管理局国产药品数据库中脐部给药制剂共有28个品种50个批准文号，而作为院内制剂和医疗保健及护理使用的脐部给药产品更是种类繁多，创造了巨大的经济与社会效益。

本书系统介绍了脐部给药的中医理论与现代研究进展，总结了脐部给药制剂的开发与新药审批状况，分析了脐部给药制剂的设计理念、原则和新的技术手段；广泛收集了各种有关脐部给药的临床报道，根据病症分类列举了脐部给药的现代临床应用，收集了大量用之效验的脐疗方剂，并标注了文献出处，便于读者检索。

本书内容参考了大量文献，限于篇幅未能全部列出，在此谨向所有原作者致以衷心的感谢！因水平所限，书中可能会有不足之处，敬请广大读者批评指正。

编者

2023年8月

目　录

第一章 脐部给药的历史与发展

第一节 中医对脐的认识

一、脐与神阙穴

（一）脐的命名

脐，别名肚脐、肚脐眼，是位于髂前上棘水平的腹部正中线上之凹陷或凸起，直径为1~2cm。正常人脐位于人体正中央，呈圆形，轮廓宽余，肌肉厚实，脐眼较深，色泽明润，按压有弹力。脐的命名在历代医学著作中有不同的表述，例如《马王堆医书》名"隋""中身空""人环"；《内经》中"脐""齐"并称；《针灸甲乙经》名"脐中"；《黄帝内经太素》名"环谷"；《外台秘要》名"神阁""气舍"；《铜人腧穴针灸图经》名"气合""神阙"；《本草纲目》名"命蒂"；《循经考穴编》名"维会。"

脐为先天之本、生命之源。脐从根本上来说是新生儿脐带脱落后留下的疤痕，可作为人体的一种重要体表标志。胎儿在母体子宫内生长和发育过程中全靠脐带吸收母气、输布精微，用以维持正常的生命活动，因此脐为先天的生命系统。清代冯楚瞻在其《冯氏锦囊秘录·杂症大小合参》中记载："脐者，命蒂也。当心肾之中，为真元归宿之处，胎在母腹，脐连于胞，喘息呼吸滋养之妙，从此而通。胎出母腹，脐带剪断，则一点真元之气，从此而归入命门丹田。故脐为命蒂，脐带亦真气会聚之所也"。脐带是母体与胎儿进行营养物质输送、气体交换以及代谢物的输送的重要通道，胚胎得以培育，再生肾，从此开始了胚胎的生长发育。

（二）神阙穴的由来

神阙穴是人体穴位名，位于脐窝正中，即肚脐，又名脐中，是人体任脉上的要穴。神阙穴始见于《素问·气穴论篇》："藏俞五十六……脐一穴……凡三百六十五穴，针之所由行也。"其中"脐一穴"即神阙穴。晋代的皇甫谧最早提出"神阙"二字，在其著作《针灸甲乙经》提到："脐中，神阙穴也，一名气舍，灸三壮，禁不可刺，刺之令人恶疡，溃矢出者，死不治。"同时"气舍"为神阙穴的别名。近代针灸家焦会元在《会元针灸学》中对神阙穴做出了详细的解释："神阙者，神之所舍其中也。上则天部，下则地部，中为人部。两旁有气穴、肓俞，上有水分、下脘，下有胞门、横户，脐居正中，如门之阙，神通先天。父母相交而成胎时，先生脐带形如荷茎，系于母之命门。天一生水而生肾，状如未敷莲花，顺五行以相生。赖母气以相转，十月胎满，则神注于脐中成人，故名神阙。"

《经穴名的考察》对神阙穴的释义为"神是心灵生命力，阙是君主居城之门"，即"神"为神气、生命力，"阙"为宫门、牌楼、门楼等。对穴位含义的解释主要有两种，一种是指神之所舍，即生命力所在之处；另一种是指神气出入通行的门户，是胎儿从母体获取营养的通道。神阙穴是先天真息的唯一潜藏部位，通过合适的穴位锻炼，可启动人体胎息，恢复先天真息能力。经常对神阙穴进行锻炼，可使人体真气充盈、精神饱满、体力充沛、腰肌强壮、面色红润、耳聪目明、轻身延年；并对腹痛肠鸣、水肿臌胀、泄痢脱肛、中风脱证等有独特的疗效。

（三）脐部与奇经八脉相联系（下丹田）

神阙穴是人体任脉上的要穴，既与十二经脉相联系，又与奇经八脉相通，也与脏腑相通，继而联系四肢百骸、五官九窍、皮肉筋膜。《灵枢·五音五味》篇记载："冲脉、任脉皆起于胞中。"胞中，也是《难经·六十六难》所说的"脐下肾间动气"所在，一般称为"丹田"，督、任、冲脉之气均发源于此。道家视神阙穴为下丹田，是人身之命蒂，为真息往来之路，坎离交会之乡。因此，在脐部施以灸法、中药、按摩等方法，可以疏通十二经脉、奇经八脉的经气，调整十二经脉、奇经八脉的气血，使各脏腑的功能得以平衡，对全身疾病的治愈具有较好的疗效，这已经被历代医家的临床实践佐证。

（四）脐部是人体气机升降出入的总枢

肚脐"居中立极"，是人体阴阳气化的总枢。《素问·至真要大论篇》曰："气之上下何谓也？岐伯曰：身半以上，其气三矣，天之分也，天气主之。身半以下，其气三矣，地之分也，地气主之。以名命气，以气命处，而言其病。半，所谓天枢也。"王冰注曰："当伸臂指天，舒足指地，以绳量之，正中当脐也，故又曰半，所谓天枢也。"《素问·六微旨大论篇》亦曰："天枢之上，天气主之；天枢之下，地气主之；气交之分，人气从之，万物由之。"可见脐部是人体气机升降出入的总枢。

二、脐部给药的中医学理论

脐部给药是在中医药基础理论指导下将药物做成适当剂型并施于脐部，从而治疗疾病的方法，是中医内病外治的精髓。如《名医类案》记载："膏血砂垢，每溺则其痛不可言……既而九日，便溲俱不通，秘闷欲死。王即令用细灰于患人连脐带丹田，作一泥塘，径如碗大，下令用一指厚灰，四围高起，以新汲水调朴硝一两余，令化，渐倾入灰塘中，勿令漫溢，须臾大小便迸然而出，溺中血条皆如指大。"《续名医类案》记载："一人大小便秘，数日不通，用商陆捣烂敷脐上，立通。"

经过几千年的临床实践研究证明，脐部给药不仅可以治疗全身千余种疾病，还具有预防和保健的作用，同时也足以证明脐部给药有其充实的理论基础。

（一）经络学说

经络学说的流传已有数千年的历史，《灵枢·经别》篇："夫十二经脉者，人之所以生，病之所以成，人之所以治，病之所以起，学之所始，工之所止也。"《灵枢·经脉》篇也提出"经脉者，所以决生死，处百病，调虚实，不可不通"的训示，经络理论对中医的临床实践具有重要的指导作用。

"经"的原意是"纵丝"，有路径的意思，简单说就是经络系统中的主要路径，存在于机体内部，贯穿上下，沟通内外；"络"的原意是"网络"，简单说就是主路分出的辅路，存在于机体的表面，纵横交错，遍布全身。经络是沟通人体表里上下，联系脏腑组织，运行气血的独立系统。它内属于脏腑，外络于肢节，纵横交错，贯穿全身，将人体内外、脏腑、肢节连成一个有机的整体。经络系统包括十二经脉、十二经别、奇经八脉、十五络脉，以及外围所连系的十二经筋、十二皮部等。经络具有联络内外、沟通表里、运行气血、输送营养、反映证候、诊断疾病、传导感应、治疗疾病、协调虚实、调整平衡等功能。

脐作为奇经八脉之一"任脉"上的一个重要穴位，既与十二经脉相连，又与十二脏腑和全身相通。其通路如下。

1.脐通过奇经八脉与十二经脉相通

奇经八脉中的督脉、任脉、冲脉、带脉4条经脉均直接到脐：冲脉挟脐，督脉贯脐中央，任脉通肺以系脐带；冲、督、任均始于气冲，气冲起于胃脉，一源而三歧。督脉、任脉、冲脉、带脉四脉相通，共同纵横贯穿于十二经之间，故脐可通过奇经八脉通周身之经气。

（1）脐通过督脉与全身的阳经相通

督脉行于背正中，能总督一身之阳经，为"阳脉之海"，其脉气多与手足三阳经相交会；又带脉出第二腰椎，督脉与阳维脉交会于风府、哑门。

（2）脐通过任脉与全身的阴经相通

任脉行于胸腹部的正中，能总任一身之阴经，为"阴脉之海"，其脉气与手足各阴经相交会，足三阴与任脉交会于关元、中极；阴维脉与任脉交会于天突、廉泉；冲脉与任脉交会于阴交；足三阴经脉上交于手三阴经脉。

（3）脐通过冲脉与十二经脉相通

冲脉起于肾下，出于气街，挟脐上行至胸中，上颃颡、渗诸阳、灌诸经，下行入足，渗三阴，灌诸络，为"十二经之海"，为"五脏六腑之海"，能调节十二经气血。

（4）脐通过带脉与足三阴经、足三阳经以及冲、督脉相通

带脉横围于腰一周，有如束带，能约束诸脉，又由于带脉出自督脉，行于腰腹，故腰腹部是冲、任、督三脉脉气所发之处所。

2.脐与五脏相通

（1）脐与心相通

《灵枢·经筋》篇："手太阴之筋，起于小指之内侧，结于锐骨，上结肘内廉，上入腋，交太阴，挟乳里，结于胸中，循臂下系于脐。"《素问·骨空论篇》："督脉者……其少腹直上者，贯脐中央，上贯心，入喉上颐，环唇，上系两目之下中央。"《经穴名的考察》指出，"神"乃心灵生命力，"阙"是君主居城之门，是生命力居住的地方。可见，脐与心脏、心经相通。

（2）脐与肝相通

《灵枢·营气》篇："营气之道，内谷为宝……上行至肝……其支别者，上额，循巅，下项中，循脊，入骶，是督脉也；络阴器，上过毛中，入脐中……"解剖学中，脐下腹膜有丰富的静脉网，连接于门静脉（肝脏），在胎儿时期，脐静脉直达肝脏；而在出生剪断脐带后，脐静脉便闭锁成为肝圆韧带。可见，脐与肝相通。

（3）脐与脾相通

《灵枢·经筋》篇："足太阴之筋，起于大指之端内侧，上结于内踝；其直者，络于膝内辅骨，上循阴股，结于髀，聚于阴器，上腹，结于脐，循腹里，结于肋，散于胸中。"冲脉者，起于气街，挟脐上行，脾经之公孙穴通于冲脉，脾为后天之本，而脐为后天之气舍。可见，脐与脾相通。

（4）脐与肺相通

《灵枢·营气》篇："故气从太阴出……入脐中，上循腹里，入缺盆，下注肺中，复出太阴。"《灵枢·肠胃》篇曰："回肠当脐"，肺脉属肺，下络大肠，足少阴肾经挟脐上行，入肺中。此外，脐属任脉，而肺经之络穴列缺通于任脉。可见，脐与肺脏、肺经相通。

（5）脐与肾相通

《灵枢·经别》篇："足少阴之正……上至肾，当十四椎，出属带脉"，而带脉前平脐部，又肾脉挟脐上行，故肾为先天之本，脐也为先天之本。《道藏》曰："神阙为心肾交通之门户。"可见，脐与肾脏、肾经相通。

3. 脐与六腑及其经脉相通

由于表里脏腑经脉之间的络属关系，脐既然与五脏相通，也就与六腑相通。

（1）脐与胃相通

脐当胃下口。《灵枢·经脉》篇："胃足阳明之脉……下挟脐。"《难经·二十七难》："冲脉者，起于气冲，并足阳明之经，挟脐上行，至胸中而散也。"脐属任脉，《奇经八脉考》曰："任脉会足阳明于中脘。"故脐与胃相通。

（2）脐与胆相通

脐属任脉，任脉会足少阳于阴交；督脉贯脐中央，督脉会足少阳于大椎；带脉过脐，会足少阳于带脉、五枢、维道，且足少阳胆经的足临泣穴通过于带脉。故脐可通过任、督、带脉与胆腑及胆脉相通。

（3）脐与大肠相通

脐之深部直接与大肠连接，《灵枢·肠胃》篇曰："回肠当脐。"《幼科大全·论脐》："脐之窍属大肠。"故脐与大肠相通。

（4）脐与小肠相通

《灵枢·肠胃》篇曰："小肠后附脊左环，回周叠积，其注于回肠者，外附于脐上。"脐属任脉，《奇经八脉考》曰："任脉会手太阳于中脘。"督脉"贯脐中央"，会手太阳于大椎，且手太阳小肠经的后溪穴通于督脉。故脐与小肠腑、小肠经相通。

（5）脐与三焦相通

《难经·六十六难》："脐下肾间动气者，人之生命也，十二经之根本也，故名曰原。三焦者，原气之别使也，主通行三气，经历于五脏六腑。原者，三焦之尊号也，故所止辄为原。"《难经·三十一难》："中焦者……其治在脐旁；下焦者……其治在脐下一寸，故名曰三焦。"脐属任脉，《奇经八脉考》曰："任脉会手少阳于中脘。"故脐与三焦腑、三焦经相通。

（6）脐与膀胱相通

《灵枢·经别》篇："足少阴之正……别走太阳而合……出属带脉。"带脉过脐，故足太阳膀胱经可通过带脉与脐相通。督脉"贯脐中"，《奇经八脉考》曰："督脉与太阳中络者合少阴上股内廉。"故脐可通过督脉与膀胱腑、膀胱经相通。

4. 经络感传证明脐直接与全身经脉相通

临床在经络敏感人身上针刺其神阙穴时发现：针刺神阙穴能引出不少感传路线，其大体可分为三类：一是纵行的主干，呈双向贯注循行，任脉通督脉；二是横行双向贯注的环形路线，为沟通神阙穴与命门穴的一条捷径；三是由神阙穴向胸腹壁斜行双向贯注的放射状路线。这些感传路线分布严正，排列规则，联系范围广泛。这说明脐与全身经脉相通。

综上所述，脐乃经络的总枢，经气的汇海。

（二）气功理论

丹田最初为道教修炼内丹中用的术语，丹田是内丹家借以锻炼人体精、气、神以成"丹"的处所，狭义丹田只是指下丹田。古今中外的医家或气功家对丹田所在部位"脐下"有不同的理解。古书记载中也不同：《备急千金要方·卷二十七养性·房中补益第八》中"其丹田在脐下三寸"；《太平圣惠方·卷第五十五·三十六种黄点烙应用俞穴处》中"丹田一穴，在脐下二寸"；《验方新编·卷二十三·跌打损伤·轻重损伤按穴治法》中"丹田穴，在脐下一寸五分，即气海穴，任脉，属肾经"；《医学源流论·卷上·经络脏腑·无气存亡论》中"关元乃人气海也，修养家名曰丹田，在脐下一寸三分，乃元气所蓄"；《养生导引秘籍·灵剑子引导子午记·心无外缘》中"《黄庭经》云：脐下一寸名曰下丹田"；《推拿抉微·第三集·治疗法·辨脐风》中"脐为百风总窍，五脏寒门，道家谓之下丹田，为人身之命蒂"；《苏沈良方·卷第六·上张安道养生诀》中"丹田在脐下"；《金鼎大要》中"内鼎者，即下丹田，在脐之下，脐后肾前……是神器归藏之府，方圆四寸"。《金鼎大要》描述的丹田，其具体位置并不局限在一个点，任脉中阴交、气海、石门、关元四个穴位，其别称都为"丹田"，由此可知丹田实是一个区域，即上文所"方圆四寸"之所。

《道藏》曰："脐为后天之气舍。"古人又曰："真阳在，人命在，真阳散，人即死，故脐为命之蒂。"因此，人的元气藏于丹田，借三焦之道，周流全身，以推动五脏六腑的功能活动。气功家也多以下丹田为锻炼、汇聚、储存真气的主要部位，并认为意守丹田是保养丹田元气的重要方法。意守丹田即意守脐部，能改善腹部血液循环，促进腹式呼吸甚至胎息的形成，培补元气，调节阴阳，使真气充实畅通八脉，从而强身健体，预防疾病。脐部给药可能间接地起到了"意守丹田"的作用。

（三）《周易》太极及中医气化理论

太极、元气本系易学术语，如《易·系辞》："易有太极，是生两仪，两仪生四象，四象生八卦。"太极，即指元气，元气为气化之始，万物化生之源。太极、元气在易学中的地位和重要性是无与伦比的；中医的命门、元气和气化学说，就是古代医家在"天人相应"思想的指导下，将易学之太极、元气学说移植于医学理论之中而产生的。

古代医家把两肾之间这一有名而无形的部位喻为人身之太极和命门，而这一部位恰是脐（神阙穴）的深处。且历代医家都有相关论述，如《难经·八难》曰："诸十二经脉者，维系于脐下生气之原；所谓生气之原者，谓十二经之根本也，谓肾间动气也；此五脏六腑之本，十二经脉之根，呼吸之门，三焦之原。"《难经·六十六难》曰："脐下肾间动气者，人之生命也，十二经之根本也。"明·赵献可《医贯》曰："命门在人身之中，对脐附脊骨""乃一身之太极，无形可见，两肾之中，是其安宅也。"明·张景岳《类经附翼·大宝论》曰："人之初生，生由脐带，脐接丹田，是为气海，即命门也……夫生之门即死之户，所以人之盛衰安危皆系于此者，以其为生气之源，而气强则强，气衰则病，此虽至阴之地，而实元阳之宅。"可见，脐就是人体太极和命门所在的地方。

易者，易也，为天地之易；医者，易也，为人身之易。《易》之太极是宇宙阴阳气化的缩影，而脐"居中立极"，则是人体阴阳气化之总枢。运用太极—命（门）—元（气）—气（化）学说对脐部给药进行研究是一个古老而又新生的课题。

三、脐部给药的优势

脐部给药历史悠久，操作简便，并且具有小剂量给药、固定部位给药、给药次数少、药效作用时间长等特点。随着药源性疾病问题的日益突出，深入研究这种安全、长效、速效的给药方式具有重要意义。

（一）脐部给药吸收快

从现代解剖学视角来看，脐的结构由外到内依次是皮肤、致密瘢痕组织、脐筋膜和腹膜壁层，内部是小肠，脐部腹壁下有动、静脉分支等。脐部是胚胎发育时期腹壁的最晚闭合处，是腹前壁薄弱区，表皮角质层最薄，屏障功能最弱，且脐下无脂肪组织，皮肤筋膜和腹膜直接相连，含有大量的微血管等结构，使得脐部给药具有敏感度高、渗透性强、吸收快等特点。另外，脐部靠近腹腔和盆腔，该处含有丰富的神经丛，如腹腔丛、肠系膜间丛等，以及用于支配腹腔和盆腔内所有脏腑器官和血管的最主要神经节。Y．W．Chien 选用4只恒河猴用 ^{14}C 标记的睾酮脐部和前臂给药5天，来观察睾酮脐部给药的生物利用度，实验结果证明药物经脐部给药的生物利用度是前臂给药的 $1 \sim 6$ 倍[1]。高晓宇等制备氨茶碱贴片，与灌胃给药相比，该贴片经背部、脐部敷贴给药后家兔体内血药峰浓度明显降低，达峰时间延迟；且脐部给药较背部给药生物利用度显著增高，脐部给药有利于氨茶碱经皮吸收[2]。

（二）用药方便，安全有效

传统制剂如丸、散、膏等剂型均可根据药性及适宜用量直接或稀释后通过经脐给药的形式发挥疗效，可随时中断治疗，无痛苦，不适宜口服给药的人群如胃肠疾病患者，以及不愿打针与服药的儿童可通过脐部给药。经脐给药可使患者不仅受益于它的治疗结果，也满意于它的治疗方式。如安宫牛黄丸可化为糊状敷脐治疗小儿高烧不退；云南白药可调成糊状敷脐治疗小儿秋季腹泻；伤湿止痛膏可于乘车前贴脐防止晕车等。皮肤是一层生理性保护屏障，用药比较安全，故一些作用猛烈、口服不良反应较大的药物都可通过脐部给药而获得疗效。如用马钱子、水银、朱砂、核桃仁制成药丸放入脐中，以治疗银屑病；云南白药以适量75%的乙醇调成糊状敷脐，以治疗小儿急性肠炎，均未出现不良反应。

（三）避免肝脏的"首过效应"，长期维持血药浓度平衡

脐部具有得天独厚的生理解剖学优势，凹形的脐窝最适合填装和长时间存留药物，脐部皮肤薄，皮下无脂肪，皮肤下方毛细血管、神经分布密集；脐窝内温度为（35±0.8）℃，比其他部位表皮高出2℃左右，且比较恒定。脐部给药能避免口服和注射给药的缺陷，不经过肝脏的"首过效应"，可以维持血药浓度平衡。因此，脐部给药容易吸收，药物可持续、稳定、缓慢地释放。

（四）适应证广泛，防治皆宜

脐部给药的临床报道涉及内、外、妇、儿、五官、皮肤等各科以及消化、泌尿、呼吸、心血管等各系统的常见病和多发病，如消化不良、腹泻、胆囊炎、急慢性肠炎、溃疡、急慢性气管炎、支气管哮喘、肾炎、肾盂肾炎、尿潴留、腹水症、冠心病、皮肤瘙痒、银屑病、月经不调、前列腺炎、高血压、鹅口疮、盗汗、痛经、晕车、三叉神经痛、面肌痉挛等，具有奏效快、疗效高的特点，不仅同一处方可以治疗多种疾病，同一种疾病也可以用多种处方治疗。陈日宇等用Meta分析表明脐疗可有效改善心衰患者的腹胀症状和胃肠功能不全[3]；李国香等以桂枝汤脐疗治疗慢性荨麻疹，可减轻患者症状，降低血清炎症因子水平，提高治愈率[4]；蔡志晓应用调神安眠方脐疗治疗心肾不交型失眠，可有效改善患者睡眠情况[5]；翟瑞琴等应用敷脐疗法辅助治疗功能性便秘患儿，治疗总有效率为96.77%[6]；陈诗嘉等的Meta分析结果显示，敷脐疗法对原发性痛经患者确有疗效[7]。这些临床研究为脐部给药在临床中的开展提供了有力的证据。

四、脐部给药的机制假说

（一）经络筋膜说

贺振泉等[8]从中医理论对脐部给药的认识、西医学对脐部给药的认识、经络在脐部给药中的独特作用和经络的实质4个层面引出了脐部给药机制的新观点："脐疗形态学实质——经络筋膜说"，并从脐结构以筋膜为主体、通过筋膜与全身神经密切相连、通过筋膜与全身血管相连、通过筋膜与腹腔内脏相连4个方面进行了阐述。

传统中医理论中，筋膜是指肌肉的坚韧部分，附于骨节者为筋，包于肌腱外者为膜，是联络关节、肌肉，主管运动的组织。在现代解剖学中，筋膜广泛存在于人体的肌肉、骨骼、内脏、神经、血管中，筋膜的这种分布形式恰好体现了经络多层次、多功能立体结构的理论。脐以筋膜为主体，可通过改善内脏及组织的生理和病理活动变化，达到预防和治疗疾病的目的。

（二）蝴蝶效应

《混沌学》中的"蝴蝶效应"认为"在巴西上空飞翔的一只蝴蝶能够引起北美洲的暴风雨"。说明宇宙中某一位点的微小变化可以引起遥远的另一位点发生巨大变化。人体是"小宇宙"，对机体的小刺激，也能引起体内的大变化，这就是针灸、推拿、外治等方法，治疗疾病的最新理论依据。于华等认为，脐部给药是通过触发中介机制引起目标出现"蝴蝶效应"而发挥治疗作用的[9]。脐部给药可以通过经络的感应传导、全息胚脐的泛作用和神经体液的调节三条途径发挥治疗作用。其原理在于从脐部施加刺激，使经络通畅、脏腑气血调和，使机体"阴阳自和"，从而达到祛除病邪的目的。实际就在于机体的自组织过程——气化活动作为中介，从而提高机体物质、能量、信息的有序化程度。清代医家王三尊在《医权初编》中说："夫药者，所以治病也，其所以使药之治病者，元气也。"这里所说的"元气"，即指机体自身的自组织能力和抗病机制，藏于肚脐的深部，通过三焦通达全身。

（三）气化学说

"气化"一词首见于《内经》，指人体内气机的运行变化和升降开阖。如肺脏的功能活动，主管气血、津液的输布流注等。南北朝时的陶弘景在总结《汤液经法》的基础上增入"化"的概念，将基础理论的藏象、经络、诊断与处方以体和用的相互作用统一起来，而这一过程正是五脏气化的过程，"化"即是五脏气化的结果。贾海忠在其《中医体悟》中认为，药物在体内的升清降浊之功离不开脏腑气机的升降。

脐部给药中，以药物敷脐，一方面可以通过药物刺激引起中枢神经反射，激发机体自身的调节作用；另一方面，可以通过"药气"作用于人体气机升降出入的总枢——神阙，可借气化上通于阳，下通于阴，将药气施布于全身，直达病所，以收治愈之功。中医外治宗师吴师机在《理瀹骈文》中曰："外治之理，即内治之理，外治之药，亦即内治之药，所异者法耳。"脐部给药与内治一样，也是在辨证论治的基础上对证用药，利用药物气味之偏来纠正脏腑功能之偏，使机体恢复自我调节的能力。

（四）激活理论

激活疗法，是指将药物贴剂直接贴敷在人体穴位上，通过刺激人体特定穴位，激活人体免疫力，让机体自愈力解除机体炎症；疏通经络，改善微循环，气血运行畅利，代谢加快，利于细菌、病毒的外排与消除。主要贴于神阙穴，即肚脐眼，可激活人体元气，提高免疫，增强五脏六腑的系统自愈力，让机体自行恢复健康。贴于天突穴，可直接刺激咽喉、气管的自愈力，利于咽喉局部炎症的消除。贴于大椎穴，可激活督脉的一身阳气，驱赶体内阴寒之气，治愈寒证、阴证。这一疗法即激活疗法，为绿色疗法、治本之法。现代研究认为，当穴位的刺激、药物的渗透达到一定量后，机体可产生非特异良性刺激，激发机体内部的"生理应激系统"，通过神经—内分泌—体液的一系列调节，使机体防御免疫功能增强，新陈代谢提高，从而促使达到治愈疾病的目的。

激活理论较早由贴博士创始人张丰强院长提出，2000年《科技日报》做了"张丰强与泛控激活医学"的全面报道。自此，激活理论被部分医家广泛用于指导临床医疗，并取得了满意的疗效。

（五）高速公路原理

神阙，处于人体腹部，人体正中间，相当于处于南北东西交通枢纽，所以药物通过经络这条通路可以快速到达病所，实现快速治愈疾病的目的。

（六）脐全息原理

脐具有全息性，脐部受药是患病脏腑器官在脐部的全息点受药，相当于药物直接刺激脐上的体内对应位点病灶——病变脏腑，所以脐疗效果快且好。

（七）营养原理

脐下无脂肪组织，药物容易扩散，因此药物渗透力强。脐下丰富的静脉网亦是药物能迅速被吸收的有利条件。脐是胎儿的唯一营养入口处，也是出生后给药营养保健防病治病的重要输入口。脐部给予营养作用的补益中药，可迅速进入体内供机体所用。

（八）综合效应

温木生认为脐部给药是一种复合性的外治方法，具有综合性效应[10]。其刺激效应主要通过神经系统产生生物物理效应，是一种速效效应，见效迅速，但疗效持续时间短；其药物效应主要通过体液系统产生生物化学效应，是一种续效效应，当速效效应减缓时，这种效应即开始发挥一种持续和巩固的作用；其协调效应主要通过经络系统产生协调平衡，介于二者之间。因此，脐部给药疗效的产生，实际上是三者共同作用的结果，脐部给药发挥作用的途径多，发挥作用的各个途径之间可产生相互叠加、相须配伍、相互激发、相互促进的效应，起到生理上、治疗上的放大效应。通过机体的整合作用，逐渐从单一的物理刺激向更深层次的生理物理化学模式发展，激发体内"生理应激系统"，其形式为药物—敷脐—神经/体液/经络—免疫系统—病因/病位，从而达到治疗疾病的目的。

第二节　脐部给药的历史

一、溯源于上古

脐部给药有着悠久的历史，根据民间传说及后世医籍的记载推测，早在殷商时期就有彭祖蒸脐和太乙真人熏脐法防病治病、养生延年的传说。脐部给药最早记载于1973年湖南马王堆出土的成书《五十二病方》，该书为春秋战国时期的医学帛书，外治法达一半以上，如以药末或药汁外敷、以盐炒热温熨局部等，其中就包括在肚脐填药、敷药、涂药及角灸脐法，可见在当时脐部给药的应用非常广泛。

战国时期的《黄帝内经》中记载了许多有关脐的理论，其中就有脐与十二经脉、奇经八脉、五脏六腑之间的联系，并对脐的生理、病理、诊断、治疗等进行了阐述，这为脐部给药奠定了理论基础。如《灵枢·营气》篇中"其支别者，上额，循巅，下项中，循脊入骶，是督脉也，络阴器，上过毛中，入脐中，上循腹里"；《灵枢·经筋》篇中"手少阴之筋……下系于脐"；《灵枢·经脉》篇中"胃足阳明之脉……下挟脐"；《素问·骨空论篇》中"其少腹直上者，贯脐中央，上贯心，入喉"；《素问·气穴论篇》载有"脐一穴"等。

战国时期的《难经》对脐下肾间动气、脐周部位与五脏六腑的对应关系进行了论述，为脐诊法奠定了基础；就脐与经脉，脐与五脏六腑，以及脐的生理病理情况做了详细的阐述，为脐部给药发展打下了深厚的理论基础。如《难经·八难》云"所谓生气之原者，十二经之根本也，谓肾间动气也"；《难经·六十六难》云"脐下肾间动气者，人之生命也，十二经之根本也，名曰原"，它指出脐下肾间动气为五脏六腑之本，十二经脉之根；《难经·十六难》云"假令得肝脉，其外证善洁，面青，善怒其内证脐左有动气，按之牢若痛，其病四肢满，闭淋，溲便难，转筋。有是者肝也，无是者非也"，指出脐之上下左右、脐中分别对应心、肾、肝、肺、脾；《难经·三十一难》指出了脐的治疗，"中焦者，在胃中脘，不上不下，主腐熟水谷，其治在脐旁"等。

东汉时期的《金匮要略·杂疗方第二十三》曰"凡中暍死，不可使得冷，得冷便死，疗之方：屈草带，绕暍人脐，使三两人溺其中，令温"，即是用脐部给药来治疗中暑。

这段时期，脐部给药开始从初步应用逐渐上升到理论上的初步探索，尤其是《黄帝内经》为后世脐部给药的发展奠定了坚实的理论基础，但并没有针对脐部给药的专门论述，且对药物应用、临床适应证及禁忌证都没有详细论述，所以将此时期作为脐部给药的萌芽和产生阶段。

二、发展于中古

晋代，皇甫谧所著的我国第一本针灸专著《针灸甲乙经》中首次提出脐中宜灸禁针的告诫，如"脐中，神阙穴也，一名气舍，灸三壮，禁不可针刺；针之，令人恶疡遗矢出者，死不治"，指出脐中（神阙穴）宜灸、禁针，并对其针刺神阙的后果作了原则性的告诫；此外，《针灸甲乙经》卷八第三中记载"水肿大脐平，灸脐中，腹无理不治"；《针灸甲乙经》卷十二第十中记载"绝子，灸脐中，令有子"，使脐部给药临床应用范围进一步扩大。葛洪在《肘后备急方·治卒霍乱诸急方》中增加了脐部给药治疗疾病的种类，有灸脐、隔盐灸脐的记载。如"以盐纳脐中，灸百壮，治霍乱卒死""救卒中恶死，灸脐中百壮""治霍乱诸急，以盐纳脐上，灸二七壮"等，这是隔盐灸脐的最早记载。

唐代，孙思邈《备急千金要方·卷二十四解毒杂治方》中记载"病寒冷脱肛出，灸脐中随年壮"；《千金翼方·卷第五（上）》中记载"少小中客之为病，吐下青黄赤白汁，腹中痛，及反倒偃侧，喘似痫状，但目不上插，少睡耳，面变五色，其脉弦急。若失时不治，小久则难治矣。欲治之方，用豉数合，捣熟，丸如鸡子大，以摩儿囟及手足心，各五六遍毕，以丸摩儿心及脐，上下行转摩之""若脐中水及中冷，则腹绞痛，夭纠啼呼，面目青黑。此是中水之过。当灸粉絮以熨之，不时治护脐。至肿者，当随轻重，重者便灸之，乃可至八九十壮。轻者，脐不大肿，但出汁，时时啼呼者，但捣当归末粉敷之。灸粉絮日日熨之，至百日乃愈，以啼呼止为候"；《千金翼方·卷第二十七针灸》中记载"少年房多短气……盐灸脐孔中二七壮"等，不仅运用组方敷脐法治疗相应的疾病，还创立了虾蟆灰粉敷脐、当归末和胡粉敷脐、东壁土敷脐、干蛴螬虫末粉敷脐、车辖脂烧灰敷脐、苍耳子烧灰敷脐、蜂房烧灰敷脐等脐部给药治疗疾病的方法，不仅丰富了给药的方法，还扩大了疾病的治疗范围。

此外，王焘《外台秘要》卷二十七记载"备急葛氏疗卒关格，大小便不通，支满欲死，二三日则杀人方。盐和苦酒和，涂脐中，干又易之"；《外台秘要》卷三十六记载"又儿脐赤肿方，杏仁二分，猪牙车骨中髓，上二味，先研杏仁，入此髓和令调，以涂脐上""小儿脐着湿，暖盐豉熨方。盐、豉（等分）上二味捣作饼如钱许，安新瓦上炙令热，用熨脐上，瘥止。亦用黄柏末以粉之妙"等，介绍了灸脐、涂脐、填脐、摩脐、熨脐等多种治疗方法。除此之外，在隋唐时期，还发明了许多的脐部给药膏药，如今沿用的"紫金膏""太乙膏"等均源于此时。

这段时期，在经济繁荣的基础上，脐部给药已从最初理论方法逐步应用到临床，应用的药物和治疗病症均进一步增加，特别是晋代的医家葛洪、皇甫谧，唐代的医家孙思邈、王焘等，在晋代开创了隔物灸脐法的先河，在隋唐时期发明了许多用于脐部给药的膏药，使脐部给药得到了一定的发展。

三、成熟于近古

宋金元时期，各医家医籍中脐部给药的相关记载很丰富，选用的药物范围进一步扩大，适应病症增加，并将脐部给药用于急症治疗中，使脐部给药得到进一步的发展。《太平圣惠方》《杨氏家藏方》《严氏济生方》《圣济总录》《扁鹊心书》《本事方》等医籍中，对脐部给药的记载颇多，药物剂型也呈现多样化趋势，有散剂、饼剂、丸剂、膏剂、糊剂等；在治法方面，增加了封脐、呵脐、贴脐、隔物灸脐等多种方法；药物敷脐的应用病种主要有泄泻、霍乱、腹满、腹痛、小便不通、大便不通、中风、中暑、小儿夜啼、小儿出生后脐部疾患、口舌生疮、昏迷等。如《太平圣惠方》中记载"治霍乱转筋，腹痛不止方：小蒜一分、盐一分，上件药烂捣，纳少许于脐中，上以艾火灸五七壮，立效""治疗小儿脐疮病方，黄连半两为末，胡粉半两。上件药，合研令细，以敷脐中"；《圣济总录》中记载"治小便不通，脐下急痛，胀闷欲绝。盐熨方：盐二升，铛中炒令极热，布帛裹熨脐下，以小便通快为度"；宋·杨倓《杨氏家藏方》中记载"贴脐散，治元脏气虚，浮阳上攻，口舌生疮。吴茱萸（醋炒香熟，半两）、干姜（炮，半两）、木鳖子（五枚，去壳）。上件为细末，每用半钱，冷水调，以纸屦贴脐上"；宋·许叔微《普济本事方》中记载"治小便难，小肠胀，不急治杀人。上用葱白三斤，细锉炒令热，以帕子裹，分作两处，更替熨脐下即通。"

在明朝，脐部给药的使用更加普遍，方剂日益丰富。李时珍在《本草纲目》中不仅收录了宋朝以前的很多脐部给药方法，还增加了自汗、盗汗、淋证、水肿、黄疸及中风等病的脐部给药方法。如"五倍子研末，津调填脐中，以治疗自汗、盗汗，用黑牵牛为末，水调敷脐上治疗小儿夜啼""水肿尿少，针砂醋煮炒干、猪苓、生地龙各三钱为末，葱涎研和，敷脐中约一寸厚，缚之，待小便多为度，日二易之，入甘遂更妙"等。明代朱橚在《普济方》中创用通脐法治疗小便不通，"用白瓷瓶满盛水，以有字纸七重密封瓶上，于患人脐内将盐一撮，安瓶口覆在脐上卧，如觉大指冷，小便通"。明代龚廷贤在《寿世保元·卷四瘤冷》中记载了治阴证的多个方子。如"治阴证最效方，芥菜子七钱、干姜三钱，上为末，水调作饼，贴脐上，手帕缚之，放些盐，以熨斗熨之，数次汗出为度，又将病人小便，攀阴茎往上，尽头处，用艾炷灸气壮神效""紧阴及大小便不通，小芥菜子半碗，为细末，黄丹一撮，腊醋烧滚调糊，摊脐上，以纸盖住"。

在清朝，脐部给药得到了更大范围的应用，清政府组织编写的《医宗金鉴》中，明确表明脐能"主治百病"。清代慈禧太后和光绪皇帝曾使用较多的脐部给药方法，其中常见膏药的运用，如"益寿膏""神效暖脐膏"。清·赵学敏在《串雅内编》《串雅外编》中载有不少民间贴脐的验方，如"治水泻白痢，孕妇忌贴。香油一斤（或用麻油），生，姜一斤（切片），黄丹（飞过）半斤，熬膏摊布贴脐上，或用红药丸""治梦遗，紫花地丁草捣为膏，贴脐上，立止""治水泻，木鳖仁五个，丁香五个，麝香一分研末，米汤调作膏纳脐中，外贴膏药"。清·程鹏程在《急救广生集》中汇总了清嘉庆以前千余年的外治经验和方法，选方1500余首，其中脐部给药的方剂较多，如五倍子贴脐治疗盗汗，用白矾末填脐中，滴井水治淋证等。清·吴师机的《理瀹骈文》为中医外治法的代表作，它的出现使脐部给药的发展臻于完善。该书不仅对脐部给药的理论基础、作用机制、药物选择、方剂配伍、赋形基质、用法用量、操作方法、注意事项、适应证、禁忌证及辨证施治等方面做了详细阐述，使脐部给药形成独特的体系，还进一步整理了脐部给药的方法和疾病类型，记载的贴脐、涂脐、填脐、敷脐、纳脐、覆脐、灸脐、熨脐、熏脐、蒸脐等法的验方达三百余首，主治病症涉及内、外、妇、儿、五官、皮肤等各科。在此基础上，清·邹存淦的《外治寿世方》又增加了新的脐部给药方剂，它是专门论述外治法的专业著作。

总之，宋金元时期，特别在宋朝时，在政府的支持、活字印刷术的发展下，脐部给药得到了较普遍的推广应用。明清时期，脐部给药的应用更加活跃，方药日益丰富，体系的构架逐渐成熟，已趋于脐部给药的鼎盛时期。吴师机对中医外治疗法的精辟见解和宝贵经验，是对脐部给药的一次承前启后的全面总结，是脐部给药经过历代医家不断探索、实践，逐步走向成熟的显著标志。

四、现代新发展

民国时期脐部给药已为医家所常用，如《儿科要略》中记载"雷公救疫散外用，治霍乱脐腹绞痛，四肢挛急。桂心、丁香、硫黄、吴茱萸加当门子（少许）：共为细末，纳脐中，用老姜一大片盖于脐上，再用蕲艾放在姜片上烧灸，轻者一次，重者二三次，然后除去姜片，贴上暖脐膏，使药气不致外泄"；《儿科萃精·卷八水肿门》中记载"湿水肿，小儿下身肿者，腰脐至两足皆肿也，病由脾经湿热所致。古法仿经所谓洁净腑。主内用贴脐法，如巴豆，去油，四钱，水银粉二钱，硫黄一钱，共研匀成饼，先用新棉一片，包药布贴脐上，外用帛缚时许，自然泻下恶水，待下三五次，去药，以粥补住"。其中，陆晋笙所著的《鲟溪外治方选》一书，是专门论述外治法的专业著作，此书介绍脐部给药方剂百余首，是近代对脐部给药所进行的一次比较全面的总结概括。

1949年以后，脐部给药在理论基础、药物应用、作用机制、操作方法和临床应用等方面的研究进入到崭新的发展阶段。尤其是在1970年后，有关脐部给药的文献急剧增多；与此同时，先后有二十多部脐部给药专著出版，如《中华脐疗大全》《常见病药物脐疗法》《中医脐疗大全》《敷脐妙法治百病》《中华脐疗大成》等，这些专著推动了脐部给药进一步发展，使其理论基础和临床应用更趋系统化和规范化。

近年来，脐部给药在基础理论、作用机制和临床应用等方面都有发展和创新。如有的制药企业根据脐部给药的理论，将脐部给药验方结合现代浓缩、透皮、缓释、贴敷技术制成脐部缓释制剂，典型的产品有神功元气袋、肛泰、月泰脐贴、丁桂儿脐贴、胃康宝药袋等，为中药新剂型开发提出了新的思路。作用机制方面，如贺振泉依据中医理论和经络学说在脐部给药中的独特作用，提出了脐部给药作用机制的新观点"形态学实质——经络筋膜说"。临床应用方面，从脐部给药的专著中可发现，脐部给药已经被广泛应用于内、外、妇、男、儿、伤、五官、皮肤等各科中，可以治疗200余种疾病，并被应用于美容、保健和疾病的预防中。

第三节　脐部给药的现代研究

一、脐部的组织结构

脐部一般由脐檐、脐沿、脐窝、脐底组成其基本形态。脐在胚胎发育初期形成，内包含有一对脐动脉，一条脐静脉，与母体联络吸取养分，并进行新陈代谢。脐带在胎儿出生后被切断结扎，原脐动、静脉逐渐封闭，转化成为结缔组织，皮肤筋膜与腹膜直接相连，脐下腹膜有腹壁下动、静脉及丰富的微血管网，无皮下组织及腹膜前脂肪组织；脐部分布有第10肋间神经前皮支的内侧支，深层为小肠。

此外，脐部与内胚层、胚外中胚层脏层的衍生物关系最密切。胎儿出生后，脐静脉的腹腔内部分，形成肝圆韧带，由脐到肝门，附着在门静脉的左支上；脐动脉的腹腔内大部分，形成脐中韧带，脐动脉的近侧端保留为髂内动脉和膀胱上动脉；脐尿管变成脐正中韧带，从脐延伸至膀胱。

二、脐部给药的药物吸收行为

清代名医徐灵胎曰"用膏贴之，闭塞其气，使药性从毛孔而入其腠理，通经贯络，或提而出之，或攻而散之，较之服药尤有力，此至妙之法也"，阐述了皮肤吸收的行为。药物吸收过程包括释放、渗透及吸收进入血液循环3个阶段。释放指药物从基质中脱离出来并扩散到皮肤或黏膜表面；渗透指药物通过表皮进入真皮、皮下组织；吸收指药物通过皮肤微循环或黏膜进入血管或淋巴管，进入体循环而产生全身作用。其中分子量小的药物能向角质层中扩散；分子量较大的药物则以毛孔和汗腺途径为主。汗腺管壁由两层细胞所组成，真皮下层的汗腺如相互盘绕的蛇形管，被微血管网所围绕。当达到平衡后，强极性药物主要以与组织蛋白水合的水等为媒介进行扩散；极性低的药物则通过脂溶性介质扩散。脐部凹形的脐窝适宜盛药；脐部皮肤除了一般皮肤所具有的微循环网外，脐下腹膜还布有丰富的静脉网等。药物在脐部皮肤穿透后，直接扩散到静脉网或腹下动脉分支而入体循环，生物利用度高。现将脐部给药的药物吸收行为归纳为以下三点。

（一）皮肤渗入

因脐部无皮下组织，药物敷脐后，药物分子经脐部汗腺通道、细胞内和细胞间质透过皮肤角质层达到真皮层，由真皮进入真皮乳头层中的毛细血管网，依次经脐静脉、门静脉、肝脏、下腔静脉到达心脏，再经肺循环和体循环通达全身，作用于病变部位，通过血管、神经、内分泌、免疫等系统而发挥治疗作用。

（二）穴位的药物吸收

与其他部位皮肤相比，脐部阻抗低、电容大、电位高，有利于药物吸收。药物敷脐后，药物分子经由神阙穴吸收，再通过经络的运行到达相关的脏腑，并在药物与经络效应的双重作用下达到调节脏腑功能和治疗疾病的目的。

（三）毛孔和汗腺附属器官的药物吸收

脐部给药的药物吸收主要是通过皮肤表面的药物浓度与皮肤深层的药物浓度差以被动扩散的方式进入真皮层毛细血管，再通过体循环到达病变部位。此外，皮肤的毛孔和汗腺等附属器官也可吸收少量药物，进一步增强治疗效果。

三、脐部给药的药效学研究

药物效应动力学简称药效学，是研究药物对机体的作用、作用规律及作用机制的科学。目前有关脐部给药的药效学研究相关研究报道较少。

（一）抗炎

莫运喜研究消旋卡多曲联合神阙穴贴敷治疗对小儿腹泻免疫功能的影响，对照组予以口服蒙脱石散治疗，观察组则在对照组的基础上加用消旋卡多曲联合神阙穴贴敷治疗，实验结果提示消旋卡曲联合神阙穴贴敷治疗可改善患儿免疫功能[11]。

（二）镇痛

李玉婕探讨了肥大细胞功能对脐部给药治疗寒凝血瘀型痛经的作用机制，指出脐部给药通过抑制子宫肥大细胞功能达到镇痛作用[12]。脐部给药首先通过刺激穴区肥大细胞，将脐部给药信号转化为生物信号，然后信号通过神经-内分泌-免疫网络传导至子宫组织，调控子宫TLR2与TLR4受体表达水平，介导肥大细胞免疫应答，最终对寒凝血瘀型痛经模型大鼠的扭体反应产生影响。

（三）抗癫痫

吴文静观察抗痫膏穴位敷贴治疗难治性癫痫（痰瘀气滞型）的疗效，结果显示抗痫膏神阙穴敷贴通过降低癫痫患者血清IL-1β、IL-2及IL-6水平而发挥其疗效，可有效降低癫痫发作频率[13]。

（四）其他

陈德轩将加味暖脐散制成巴布剂，发现巴布剂敷脐能明显提高碳素墨水在大鼠小肠的推进距离与百分比，增加小肠组织胃动素并降低生长抑素的水平[14]。

四、脐部给药的现代机制研究

从解剖部位看，脐部靠近腹腔和盆腔，腹腔和盆腔内有自主神经的主要神经丛存在，如腹腔丛、肠系膜间丛、腹下丛及盆腔丛等；还有最主要的神经节，如腹腔节、肠系膜节、主动脉肾节、肠系膜下节，以及它们支配的所有腹腔和盆腔的脏器和血管，包括膈肌、肝、脾、胃、肠、肾、肾上腺、输尿管、膀胱、卵巢及子宫（或输精管）等及其所属的全部血管。可见，脐部有较强的吸收能力、良好的感受及传导功能，当用不同的药物敷于脐部时均可刺激局部的神经末梢，并通过神经系统的反射与传导，调整机体自主神经的功能，改善内脏及组织的生理活动和病理变化，增强机体的免疫力和抗病能力，达到强身健体、防病治病的目的。

陈建伟[15]将脐部给药的作用机制归纳为以下2点：其一，脐部给药不经过消化系统，较少通过肝脏，避免了对消化道的刺激以及肝脏代谢对药物成分的破坏，从而能更好地发挥疗效；其二，药物刺激脐部的神经末梢，可影响全身机体神经系统而起到调整作用。

黄月娟等[16]指出脐部给药之所以有效，其作用机制是以脐部的经络分布，以解剖特点为基础，利用药物的刺激性打开脐部"大门"，使得辨证所得药物更易穿透和进入人体内部，通过经络有效地传递药物到达所需的脏腑组织，促使局部药物浓度增高；或利用药物有效地刺激神经传导和体液改变；或沿着血液循环和淋巴循环进入全身各处，通过改变人体的气血阴阳，调节人体的功能，达到恢复身体健康的目的。

彭建[17]指出脐部给药的作用机制是以脐部的经络分布为基础，利用局部用药或局部治疗（如针灸、按摩等），通过经络的传导作用，激发五脏六腑的机能，调节气血运行，恢复人体功能。

薛玲等[18]从改善患者的生活质量、调节激素水平、减少炎性因子、改善子宫动脉血流、影响代谢产物的变化、参与神经–内分泌–免疫网络的调控等方面综述了脐部给药治疗痛经的现代作用机制。

韩兴军等[19]指出隔药灸脐法治疗肾虚血瘀型排卵障碍性不孕症的作用机制是综合了药物、艾灸和穴位的综合功效，相辅相成，通过调控人体胞宫的气血最终达到治愈疾病的目的。

扫码查阅参考文献

第二章　脐部给药制剂的研究

第一节　传统脐部给药制剂

脐部给药制剂是指在中医药理论指导下组方，并采用适宜的基质将原料药物制成专供脐部外用的一类制剂。脐部给药制剂历史悠久，早在春秋战国时期的《五十二病方》中即有脐部给药的记载，例如肚脐填药、敷药、涂药及角灸脐法等。先秦时期《黄帝内经》与《难经》对脐与五脏六腑之间的对应关系进行了论述，为脐部给药制剂的发展奠定了理论基础。汉代张仲景《金匮要略》与晋代葛洪《肘后备急方》中载有药物敷脐、温脐、熨脐等多种脐疗方法。隋唐时期孙思邈在《备急千金要方》与《千金翼方》中记载了大量脐疗方法，此外脐疗膏药在隋唐时期已有较多运用，如紫金膏、太乙膏、阿魏化痞膏等。宋金元时期《太平圣惠方》《圣济总录》《扁鹊心书》等医籍记载了较多脐疗方药，使药物剂型进一步发展到有散剂、糊剂、饼剂、丸剂、膏剂等。明清时期，脐疗论治体系逐渐形成，脐疗方药日益丰富，李时珍《本草纲目》载述了多种病症的脐疗方药，吴师机《理瀹骈文》载脐疗方三百余首，并对脐部给药制剂的赋形基质、药物选择、用法用量等方面做了详细论述，极大地推动了脐部给药制剂的发展。1949年后，随着中医事业的发展，脐疗日益受到中医学界、药学界的重视，无论在理论、制剂以及临床方面，均有不少发展与创新。谭支绍先生所撰《中医药物贴脐疗法》、李忠先生主编《常见病药物其疗法》以及高树中先生主编《中医脐疗大全》等多部脐疗专著的问世，使脐部给药制剂的发展日臻完善。随着现代科学技术的不断发展，脐部给药制剂的剂型不再局限于散剂、糊剂、丸剂、膏药等传统剂型，也有凝胶贴膏、贴剂、膜剂等现代给药剂型不断涌现。浓缩、透皮、缓释、贴敷技术的应用，极大地推动了脐部给药制剂的现代化进程。代表性上市制剂如治疗痔疮的荣昌肛泰、治疗痛经的月泰脐贴、治疗小儿腹泻的丁桂儿脐贴等，市场占有率大，取得了巨大的经济效益与社会效益。

一、传统脐部给药制剂剂型

传统的脐疗既可直接将鲜药外敷脐部使用，又可将药材粉碎加工成散剂外敷，或在药物中加入适宜的辅料制备成糊剂、丸剂、饼剂、黑膏药等剂型给药，常见剂型如下。

（一）鲜药

传统脐疗常用鲜药捣烂成泥状，直接外敷脐部使用。常用植物药有葱、姜、蒜、鲜艾叶、鲜青蒿等，常用动物药有地龙、田螺等。如宋代《圣济总录·卷第九十五大小便门》记载："治小便不通，独蒜涂脐方：独颗大蒜（一枚）、栀子仁（三七枚）、盐花（少许）。上三味捣烂，摊纸花子上，贴脐良久即通。"明代李时珍《本草纲目》记载："（商陆）治肿满、小便不利者，以赤根捣烂，入麝香三分，贴于脐心，以帛束之，得小便利即肿消。"又如《神农本草经疏》记载："治小便不通，腹胀如鼓。用田螺一枚，盐半匕，生捣，敷脐下一寸三分，即通。"近现代如张佩琴[1]运用生田螺捣烂成泥与食盐混匀填入脐中穴，治疗产后尿潴留具有较好疗效。颜胜[2]使用鲜地龙捣成糊状外敷脐部治疗肝硬化难治性腹水取得了较好的疗效。

（二）散剂

散剂是将一种或多种药材粉碎、均匀混合制成的粉末状制剂，使用时在脐部放入药粉后，直接用胶布固定。敷脐散剂使用历史悠久，始载于《黄帝内经》，其组方灵活，制备简单，易于固定，携带方便。此外由于散剂表面积大，具有易分散、奏效快的特点，自古至今在中医临床脐疗中有着广泛的应用。宋代《太平圣惠方·卷第八十二治小儿脐肿湿久不瘥诸方》记载"治小儿脐湿不干方，白矾一分烧灰，龙骨一分，上件药细研，敷脐中，取瘥为度""治疗小儿脐疮病方，黄连半两为末，胡粉半两。上件药，合研令细，以敷脐中"。清代《理瀹骈文》收录商陆麝香散，"商陆粉一钱，入麝香五厘，捣贴脐上，小便利自消"。民国时期《幼科指南》记载"脐湿必用渗脐散，疮肿金黄散最宜。渗脐散：枯矾、龙骨各二钱（煅），麝香少许，共研细末，干撒脐中"。近现代如傅巧云等[3]自拟孙氏敷脐散治疗小儿急性呕吐，陆山鸣等[4]自制口疮散治疗小儿口疮，黄柳向[5]运用肠胃散敷脐治疗腹泻型肠易激综合征。

（三）糊剂

糊剂是指药物细粉与适宜赋形剂如酒、醋、蜂蜜、鲜药汁、水等制成的糊状制剂，使用时将其敷贴在脐部，外盖纱布或者塑料薄膜，以胶布固定。糊剂的应用是脐部给药制剂的一大进步，赋形剂的加入使得糊剂具有较好的分散性和均匀性，更易于有效成分的溶出、透皮与吸收。

1. 酒调

酒甘辛大热，能活血通络，祛风散寒，行药势。常用白酒、米酒、黄酒等，以酒调和糊剂敷脐，可发挥行气、通络、止痛等作用，并能促进药物的经皮吸收。唐代《外台秘要》记载："备急葛氏疗卒关格，大小便不通，支满欲死，二三日则杀人方。盐和苦酒和，涂脐中，干又易之。"清代《理瀹骈文》记载"若欲胎下。或死胎不下，用蛴螬连所推之泥，一并焙末，加威灵仙研末，酒调敷脐下，并治经闭不通""醋炙鸡冠花、酒炒红花、荷叶灰、白术、茯苓、陈壁土、车前子各一钱，酒或米汤调敷脐部"可止白带。近现代如邵玉莲[6]将大黄粉与95%乙醇混合调制成糊，填满脐部后用贴敷覆盖固定，联合超声中频导药仪用于促进剖宫产术后肠蠕动具有良好效果。又如黎小帅[7]取适量生大黄打成粉末，用95%酒精调成膏状，制成生大黄脐敷贴，可快速减轻老年中风患者便秘症状。

2. 醋调

醋味酸、苦，性温，具有引药入肝，理气止血，散瘀止痛，解毒消肿，矫味矫臭等作用。应用醋调和糊剂，可起到解毒、化瘀、敛疮等作用，并能促进药物透皮吸收以增强药效。明代《寿世保元·卷四痼冷》中记载"紧阴及大小便不通，小芥菜子半碗，为细末，黄丹一撮，腊醋烧滚调糊，摊脐上，以纸盖住"可治阴证。清代《理瀹骈文》记载"龙骨煅末五钱，醋调敷脐眼中"可治疗遗尿。近现代如辛颖[8]将补骨脂、肉豆蔻、丁香、吴茱萸、肉桂等中药研成细粉，用醋调成糊贴于脐部，治疗小儿迁延性腹泻。丁昊[9]采用加味失笑散研粉后，用食醋调成糊状，将粉糊置于脐内，胶带固定的方法治疗阿片类药物所致的功能性便秘，疗效确切。

3. 水调

水是最方便易得的溶剂，分散性好，且无刺激性。宋代《杨氏家藏方·卷第十一咽喉方一十一道》记载："贴脐散，治元脏气虚，浮阳上攻，口舌生疮。吴茱萸（醋炒香熟，半两）、干姜（炮，半两）、木鳖子（五枚，去壳）。上件为细末，每用半钱，冷水调，以纸屑贴脐上。"明代《本草纲目》记载："五倍子研末，津调填脐中，以治疗自汗、盗汗，用黑牵牛为末，水调敷脐上治疗小儿夜啼。"清代《理瀹骈文》记载"吴萸末二钱，六一散三钱，水调敷脐部""吴萸一钱，黄连二钱，木香二钱，水调敷脐部"，以及"肉桂、针砂、枯矾等量研末，凉水调敷脐部"等法对痢疾有较好疗效。近现代如周伟进等[10]自制吴茱萸散研磨成粉末，用适量温水及少许蜂蜜调成糊状外敷脐部治疗痔疮术后疼痛，取得了较好的临床疗效。

4.鲜药汁

常用姜汁、蒜汁、葱汁等辛辣刺激性的鲜药榨汁与其他药粉混匀后敷脐，即可发挥温中散寒的功效，又有促进药物透皮吸收的作用。明代《本草纲目》记载："水肿尿少，针砂醋煮炒干、猪苓、生地龙各三钱为末，葱涎研和，敷脐中约一寸厚，缚之，待小便多为度，日二易之，入甘遂更妙。"清代《理瀹骈文》记载"车前草二两，捣汁调甘草一钱，滑石末二钱，敷脐眼上。或猪苓三钱，地龙二钱，针砂末一钱，葱汁调敷脐眼上"，这对泄泻具有较好疗效。近现代如张爱雪等[11]自拟止泻散研磨成细粉，用姜汁调制做成饼状敷于患儿肚脐，治疗小儿功能性腹泻，患儿依从性高，疗效显著。又如曲惠珍等[12]用白术、吴茱萸、附子、木香、高良姜等粉碎，加姜汁调为糊状，敷脐治疗慢性溃疡性结肠炎。

（四）丸剂

中药蜜丸或糊丸可以作为敷脐丸给药。如清代《医学从众录·卷五疟疾脉象》记载："椒雄贴脐丸。胡椒、雄精，上两味等份研末，将饭研烂为丸，如桐子大，外以朱砂为衣，将一丸放在脐中，外以膏药贴上，疟即止。"清代《理瀹骈文》立暖脐丸"胡椒十粒，葱白一两，百草霜五钱，捣丸，每丸如桐子大，纳脐中取汗"用于治疗风寒头痛、寒性腹痛；火龙丸"巴霜三分，胡椒一钱，五灵脂二钱，乳香一钱，没药一钱，麝香一分，糯米饭丸，朱砂为衣，纳脐"可治疗寒痢；人参乳没丸"人参、乳香、没药各一钱研末，水丸纳脐"可用于治疗肾经出痘，阴盛阳衰，腰腹绞痛，吐泻，出冷汗。近现代如田霞等[13]采用玄明粉、丁香、鸡内金、山楂、桃仁、砂仁及莱菔子等中药研末，以米醋做黏合剂，制成小丸，敷神阙穴，胶布块固定，用于治疗小儿厌食。

（五）饼剂

清代《理瀹骈文》记载"巴豆、大黄各半为末，每次一钱，加唾液适量，和饼贴脐"可治伤寒食积，冷热不调；"白丑、黑丑各半，半生半炒，各取头末五钱，大黄一两，槟榔二钱半，木香一钱半，入轻粉一厘和匀，蜜水调饼贴脐内"可治疗小儿肺胀。民国时期《儿科萃精》记载"湿水肿，小儿下身肿者，腰脐至两足皆肿也，病由脾经湿热所致。古法仿经所谓洁净腑。主内用贴脐法，如巴豆，去油，四钱，水银粉二钱，硫黄一钱，共研匀成饼，先用新棉一片，包药布贴脐上，外用帛缚时许，自然泻下恶水""小儿锁喉风，但用鲜芙蓉叶捣烂，作二小饼，一贴囟门，一贴肚脐即愈"。近现代如王莉[14]将黄芪、党参、五味子、煅牡蛎、浮小麦、麻黄根按比例调配后研末，使用时制成饼剂敷于神阙穴，治疗气阴两虚型小儿盗汗取得了良好疗效。

（六）膏药

膏药是指饮片、食用植物油与红丹（铅丹）或官粉（铅粉）炼制成膏料，摊涂于裱褙材料上制成的供脐部贴敷的外用制剂，前者称为黑膏药，后者称为白膏药，可用于内、外、妇、儿各科的多种病症。如清代《理瀹骈文》立暖脐膏"生附子五钱，甘遂、甘草各三钱，葱汁熬膏和药，加蟾蜍、麝香、鸦片、丁香末摊贴。有用柏子尖、松毛心各五斤，附子八两，麻油熬，黄丹、铅粉收，加肉桂摊贴"可治受寒腹痛；泻痢通治膏"木鳖仁一两、穿山甲五钱、麻油熬，黄丹收"可治泄利；腑行膏"大黄、玄明粉、生地、当归、枳实各一两，厚朴、陈皮、木香、槟榔、桃仁、红花各五钱，麻油熬，黄丹收"治疗大便不通具有较好疗效。又如清代《急救广生集》记载"肿满，用水蓼花、皮硝、牙皂、大黄、栀子各五钱，生姜十片，葱、蒜各七枝，莱菔子三钱捣烂，做一大膏药贴脐腹，外用棉絮裹""阴证危机，一方用芥菜子末，新水调入膏药，贴脐上，汗出取效"。

膏药特殊的制备工艺导致生产过程对环境的污染、铅含量缺乏定量的客观指标长期使用存在安全隐患等问题限制了膏药的发展，因此，用现代化的研究手段对黑膏药进行改革研究已是当务之急。目前常用氧化锌替代铅丹，可有效降低黑膏药的毒性。另可采用松香和山羊油脂代替麻油、铅丹，既可保留黑膏药的特点，又能降低皮肤刺激性。在脐部给药制剂中，李长达[15]初步建立了安阳固本膏中血竭素的HPLC含量测定方法，季巧遇等[16]建立了养血调经膏中薄层色谱法对丹参、人参、甘草进行定性，高效液相色谱法对芍药苷定量的方法，为传统黑膏药的质量控制奠定了基础。刘洪云[17]在传统制作膏药工艺的基础上进行改进，自制中药膏药贴敷脐部治疗原发性痛经，制作简便，含铅量少。苏玉珂[18]以阿魏化痞膏浸膏为模型药物，通过对制备工艺的考察，将其分散于丙烯酸酯压敏胶中制成贴膏剂，为将阿魏化痞膏由黑膏药制剂改变为热熔胶制剂提供了理论依据。

二、脐部给药制剂的用法

脐部给药制剂在历史发展过程之中，出现过较多不同的用药方法。随着中医学的发展，有些用法自创立以来长盛不衰，沿用至今，有些方法已经退出了历史舞台，还有些新的方法不断涌现。自古至今，脐部给药制剂常用的给药方法有如下十余种。

（一）填脐法

指将药物填于脐内，并以胶布固定。散剂、丸剂等常用此法。如明代《本草纲目·主治第三卷百病主治药》记载："五倍子同荞麦粉作饼，煨食，仍以唾和填脐中。"又如清代《理瀹骈文》中记载"治阴黄，以干姜、白芥子各适量，研细末填脐中，以口中有辣味去之""黄连、肉桂各适量，共研细末，蜜调为丸，填脐内，膏盖，用于心肾不交之失眠"。再如清代《外治寿世方·卷三遗浊》记载："梦遗，五倍子（一两二钱）醋调为丸，如大黑豆样，点灯后，用一丸填脐内，以小膏药盖上。"

（二）敷脐法

指将鲜药（一般用植物药或虫类药）捣烂敷于脐部，或用干的药末用水、蜂蜜、酒、唾液等调和成膏状敷于脐部，并用敷料覆盖，胶布固定。鲜药、散剂、糊剂等剂型常用此法，用药部位不局限于脐孔内，可以扩大到脐部周围。如宋代《圣济总录·卷第一百六十七小儿脐风》记载天浆散方："天浆子（三枚）、乱发（烧灰存性，半钱）、蜈蚣（二寸，烧灰）、羚羊角（烧灰，一钱）、麝香（一小豆大）上五味，研令匀细，才割脐了，便用少许敷之。"明代《本草纲目》引《生生编》方："小儿夜啼，黑牵牛末一钱，水调，敷脐上，即止。"

（三）覆脐法

指将用量较多的药物捣烂或研末或调糊膏，覆盖在脐部及其周围，并用敷料覆盖，胶布固定。鲜药、散剂与糊剂在给药量较大时常用此法，用药部位较敷脐法范围更大。如清代《理瀹骈文》记载："青背鲫鱼一尾，砂仁30克，白糖一撮，共捣烂，入蚌壳内，覆脐上，治黄疸，一夜即效。"

（四）贴脐法

指将药物制成膏药贴于脐部，使用前应加热软化，待温度适中后敷贴在脐部。膏药以及现代贴膏剂常用此法，临床应用广泛。元代《瑞竹堂经验方·七羡补门》记载"大附子（一个，炮）、吴茱萸、桂皮、木香、蛇床子（各半两）、马蔺花（一两，焙），上为细末，每用药半匙，白面半匙，生姜汁半盏，同煎成膏，摊于纸上，临卧贴脐，以油纸覆其上，绵衣系之，自夜至明乃去，每夜如此贴之"用于治疗元气虚冷，脏腑虚滑，腰脚冷痛沉重。清代《理瀹骈文》中有较多贴脐法的用法记载，如用腑行膏（大黄、元明粉、生地、当归、枳实各30克，厚朴、陈皮、木香、槟榔、桃仁、红花各15克，麻油熬，黄丹收膏）贴脐，治疗大便不通；又如用白芥子、苏子、香附子、萝卜子、山楂子各等量，炒研末调匀，入七宝膏上贴脐上，治疗鼓胀、痰食结胸、气膈噎塞。

（五）涂脐法

指将药汁或药末中加入调和剂调成糊状、汁状或药膏涂抹于脐部的方法，其外可用敷料、胶布固定，也可以晾干。如明代刘文泰《本草品汇精要·卷之一玉石部上品之上》记载："滑石取末一升，合车前汁和，涂脐四畔，方四寸，疗小便不通，热即易之。"清代胡青昆《跌打损伤回生集·卷一治周身口诀》记载："凡伤前部，小便不通者，用长嘴江螺四五十个、韭菜兜、葱头四五十枚、大蒜三四十枚，皮硝二钱，好京墨浓磨，涂脐上，后将各味捣烂敷墨上，以绢巾缚之，立通。"又如清代《理瀹骈文》记载"黄柏适量研末，用津唾调，涂脐或涂两乳上，用于盗汗"，至今临床仍有应用。

（六）滴脐法

常用药物水煎取汁或鲜药捣烂取汁，之后根据病情需要温热或冰凉药汁，并将药汁慢慢滴入脐内的方法称为滴脐法。此法有利于药物在脐部迅速吸收，以快速发挥药效。如宋代《类编朱氏集验方》卷六记载："治老人小便不通，以茴香、白颈地龙杵汁，倾脐腹中即愈。"清代《外治寿世方·卷一伤寒》记载："伤寒小便不通，蜗牛（一个），用冰片少许，点入螺内，即化成水，滴脐中，立解。"再如《急救良方》："用明矾末一撮，安脐中，冷水滴湿，须臾，立通。"

（七）熨脐法

指将药物切粗末炒热布包，趁热外敷脐部。常借助于热力的物理作用，可加酒、醋等挥发性液体，或配以芳香性药物而起串透作用。如清代《理瀹骈文》用肉苁蓉适量制成粗末，炒热，布包，敷脐上，治疗虚秘；用木香三钱，大茴香二钱，肉蔻仁三钱，吴萸二钱，补骨脂三钱，五味子三钱，炒熨脐，治疗脾肾虚寒久泻。

（八）掩脐法

指将药物掩盖于脐部并加以固定的方法，也罨脐法，可分为干罨脐法和湿罨脐法。如清代俞根初《重订通俗伤寒论·第九章伤寒夹证》记载："外用罨脐法以通溺，大水田螺一个，雄黄、甘遂末各一钱，麝香一分，同捣为饼、罨脐上。"清代《理瀹骈文》记载"带须葱白、生姜、淡豆豉各二钱，白盐一分作饼，烘热掩脐上"，此法可散风寒、理积滞、兼治二便不通。

（九）封脐法

以药物丸剂、散剂、膏剂、丹剂或药末，调入水或其他液剂成糊状，将其封于脐部的方法称为封脐法。如北宋《太平圣惠方·卷第七十四治妊娠中风诸方》记载："治妊娠伤寒热病，护胎救生散方，浮萍草（一两）、川朴硝（一两）、蛤粉（一两）、川大黄（一两，锉碎，微炒）、蓝根（一两，锉），上件药，捣细罗为散，水调封脐上，安胎、解烦热，极效。"明代《仁术便览·卷二泄泻》记载："封脐法，治大人小儿久泻不止，及自汗不止，五倍子为末，入麝香少许，封于脐中。"明代《鲁府禁方》记载："治小便不通，麝香、半夏末填脐中，上用葱白、田螺捣成饼，封脐上，用布带缚住；下用皂角烟熏入马口，自通。"

（十）掺脐法

指将药物少许研细末掺于膏药上，外贴于脐部的方法，多指黑膏药掺用药末敷贴脐部。如明代《奇效良方卷之六十四小儿门》记载："治小儿风脐水脐、肿烂。黄连、郁金、黄柏（各一钱），轻粉（二分半），白矾（五分，枯用），上同为末，以葱煎汤，先洗净，然后用药掺脐上，日三四次。"清代《理瀹骈文》用炙黄芪、党参、炮附子各30克，白术62克，煨肉蔻、酒白芍、炙甘草各15克，丁香9克，炮姜炭6克，油熬丹收，掺肉桂末，贴脐上，再以黄米煎汤调灶心土敷膏外，用于治疗慢脾风。

总而言之，在脐部给药制剂剂型方面，随着人们健康意识的不断提高，加之中医药的不断发展与进步，传统剂型的应用逐渐减少，各种脐部给药新剂型不断涌现，使得脐疗操作更加简便、有效、节约成本。散剂、糊剂等传统剂型因其使用灵活，可直接填脐，亦可根据病情加入不同的赋形剂增强药物作用或减轻药物的毒烈之性，至今在临床上仍有广泛引用。但传统黑膏药因其制备过程较为烦琐，对环境污染较大，且铅含量较高，存在一定的安全隐患，其应用已逐渐减少，而近代以来贴膏剂的应用日益广泛。在脐部给药制剂用法方面，古今脐部给药制剂以敷贴疗法较为多用，可能由于敷贴方法相对于其他方法来说，使用简便，加减灵活，操作安全，可以根据实际需要而选择具体用法。当前脐部给药制剂的剂型种类繁多，使用方法各异，脐部给药制剂的使用操作缺乏规范而统一的标准，且当前脐疗方法多停留在经验医学阶段，亟待对脐部给药制剂的剂型与使用方法进行系统整理和临床评价，以推动脐疗技术的标准化建立。

三、脐部给药的注意事项

（1）注意体位，仰卧取穴：患者取仰卧位，充分暴露脐部，以方便取穴、用药和治疗，如果体位不对，易致药物流失或污染皮肤。

（2）严格消毒，防止感染：脐孔内常有污垢，应用脐贴前，一般应先用75%酒精棉球对脐部及四周进行常规消毒，以免发生感染。

（3）辨证给药，提高疗效：脐疗用药虽有自己的特点，但一般情况下仍宜按照中医药理论，辨证用药，方能提高疗效。

（4）出现不适，妥善处理：个别患者应用脐贴可能发生过敏反应，可见局部瘙痒、红赤、丘疹等现象，可暂停用药，外涂氟轻松软膏等。

（5）询问病情，把握疗程：随时注意病情变化，有效则继续用药，病愈即止，切忌用用停停，影响疗效；无效或逆反应随即更方疗之。

（6）妥善保存，保持药效：所用药剂一般宜随制随用，对已制备妥善的药剂要妥善保存，勿泄气、受光、受潮，防止药性失泄或霉烂变质而失效。由于脐部吸收药物较快，故用药开始几天内，个别患者（尤其用走窜或寒凉药物时）会出现腹部不适或隐痛感，一般过几天会自行消失。

（7）小儿用药，注意护理：小儿应用脐贴时，应告知不能用手抓或擦，防止脐贴脱落。小儿皮肤娇嫩，不宜使用药效强烈的药物，贴药时间不宜过久。

第二节　现代脐部给药制剂

脐部给药制剂多为中药复方，目前临床仍较多以散剂、糊剂、丸剂等传统剂型敷脐使用。剂型的因素对药效的发挥起着重要作用，随着提取精制技术的发展，近现代涌现出许多诸如凝胶贴膏、贴剂、膜剂等新型给药方式，在一定程度上推动了脐部给药制剂的现代化进程。

一、现代脐部给药制剂形式

（一）软膏剂

软膏剂是指提取物或饮片细粉与适宜基质均匀混合制成的半固体外用制剂。软膏剂中适宜基质的加入使得药物分散更为均匀，有利于药物的释放和临床疗效的提高。常用的油脂性基质有凡士林、石蜡、蜂蜡等；水溶性基质主要有聚乙二醇；乳剂型基质有钠皂、三乙醇胺皂类等。江晓霁等[19]自制高原脐贴软膏贴脐用于急性高原反应，有明显的预防效果。王红艳等[20]选用龙珠软膏覆盖脐部治疗新生儿脐炎，缩短了疮面愈合时间，疗效明显优于碘酊。

（二）贴膏剂

贴膏剂是指提取物、饮片与适宜的基质和基材制成的供脐部贴敷，可产生局部或全身性作用的一类片状外用制剂。主要包括橡胶贴膏与凝胶贴膏（原巴布膏剂）2个种类。

1. 橡胶贴膏

橡胶贴膏是指提取物、饮片与橡胶等基质混匀后，涂布于背衬材料上制成的贴膏剂，常用的溶剂为汽油、正己烷，常用的基质有橡胶、松香、羊毛脂、氧化锌等。中药橡胶贴膏黏附性强，使用方便，药效显著。例如余晓辉等[21]采用温经止痛膏穴位贴敷法治疗原发性痛经32例，可明显改善患者的临床症状，提高治疗效果。何广杰[22]采用小儿止泻贴配合常规疗法治疗小儿腹泻180例，疗效显著。郑智音等[23]研究显示，橡胶贴膏中主要辅料橡胶和松香的致敏性较高。中药橡胶贴膏虽然在我国有较长的生长历史，但仍存在生产工艺粗糙、汽油溶剂挥发污染环境、辅料质量参差不齐等问题，制约了其产业化发展。

2. 凝胶贴膏

凝胶贴膏是指提取物、饮片与适宜的亲水性基质混匀后，涂布于背衬材料上制成的贴膏剂，常用的基质有聚丙烯酸钠、羧甲基纤维素钠、明胶、甘油和微粉硅胶等。与传统膏剂比较，凝胶贴膏具有载药量大、渗药性好、保湿性强、无污染等方面的优点。例如刘成海等[24]基于肝硬化腹水的中医虚实证候特点，制备中药实胀方与虚胀方巴布剂敷脐辅助治疗肝硬化腹水，结果显示，实胀方与虚胀方对肝硬化腹水均有良好的辅助治疗作用，尤其以实胀方的作用更为明显。邢枫等[25]报道，消胀贴膏敷脐可显著减轻肝硬化腹水患者体重、腹围，改善腹胀症状，其改善肝硬化腹水的作用机制可能与调节机体氨基酸及其代谢产物的水平相关[26]。近现代学者还对凝胶贴膏制剂工艺的改进进行了广泛研究，如林媛媛等[27]运用 Box-Behnken 试验设计法优化宝泻灵凝胶贴膏处方并研究其体外透皮吸收行为，结果优选出宝泻灵凝胶贴膏最佳配方为聚丙烯酸钠 NP800-甘羟铝-填充剂（0.82∶0.02∶1.56），优选的宝泻灵凝胶贴膏膏体均匀，稠度适宜，易涂布，黏着性及透皮效果好，为宝泻灵凝胶贴膏新药开发提供了基础。祝星等[28]采用均匀设计法，以初黏力、持黏力及综合感官等为评价指标，对巴布剂基质的种类及其用量进行筛选，巴布剂基质最佳配比为聚丙烯酸钠-卡波姆-明胶-丙二醇-甘油-高岭土-甘羟铝-柠檬酸（质量比 1.8∶0.3∶1.5∶3.0∶14.0∶1.6∶0.16∶0.32），制备的温脐巴布剂基质具有良好的延展性，外观平整光滑，且能满足黏性要求。富志军等[29]研究显示挥发油经包合可提高温脐巴布剂膏中挥发油的稳定性，降低对皮肤的刺激性，并促进其透皮渗透，为温脐巴布剂制剂工艺的改进提供了依据。

（三）贴剂

贴剂是指提取物、饮片与适宜的高分子材料制成的一种薄片状贴膏剂，主要由背衬层、药物贮库层、粘胶层以及防粘层组成，常用的基质有乙烯-醋酸乙烯共聚物、硅橡胶和聚乙二醇等。以肛泰脐贴为经典代表的贴剂为痔疮的治疗带来了变革，周梅等[30]采用视觉模拟评分法（VAS）及血浆 5-羟色胺作为观察指标，从临床角度对比研究肛泰贴剂和止痛如神汤对痔疮术后疼痛的治疗效果，结果表明肛泰贴剂贴敷神阙穴对痔疮术后的镇痛作用优于止痛如神汤，且镇痛起效时间早，疗效维持时间长；而且肛泰本身为贴剂成品，与止痛如神汤比，更易于患者方便使用。申爱荣等[31]临床观察贴剂敷脐在常见肛肠疾病术后应用疗效，结果显示，应用肛泰贴剂外敷神阙穴并用马应龙麝香痔疮膏切口换药，配合院制剂消痔洗剂熏洗，能有效减轻患者术后疼痛程度，防止术后出血、感染，缩短切口愈合周期，收到了良好效果。卢华卫等[32]采用原阿片碱、四氢帕马丁、四氢小檗碱为指标，建立了用液相微萃取-液相色谱-荧光法测定月泰贴脐片中的生物碱的方法，可作为月泰贴脐片的质量控制方法。

此外，亦可将中药提取物、饮片与适宜的基质混匀后，制成丸状敷贴于脐部，如复方丁香开胃贴就是制成药丸的贴剂。周芳报道[33]采用复方丁香开胃贴联合酪酸梭菌活菌散治疗小儿腹泻的效果确切并且安全可靠。孙秀杰报道[34]复方丁香开胃贴贴敷于需静脉输注乳糖酸红霉素患儿的脐部，可有效减轻乳糖酸红霉素所致的消化道不良反应。徐沙沙等[35]利用复方丁香开胃贴敷脐治疗小儿腹泻病取得了较好疗效。

（四）膜剂

膜剂是指药物与适宜的成膜材料经加工制成的膜状制剂，具有工艺简单、含量准确、质量稳定、使用方便的特点，但给药量相对较小。如苗芸等[36]应用儿泻康贴膜治疗小儿急性病毒性腹泻疗效肯定，对于婴儿尤为适宜。杨占祥等[37]在胃肠道术后，采用小承气汤药膜敷脐，能够促进胃肠道蠕动，促使胃肠功能尽早恢复。王宽宇等研究显示[38]，小承气汤药膜敷脐能明显促进腹部手术后大鼠胃肠功能的恢复。

（五）凝胶剂

凝胶剂是指提取物与适宜基质制成的有凝胶特性的半固体或稠厚液体制剂。按基质不同，凝胶剂可分为水性凝胶与油性凝胶。水性凝胶基质一般由水、甘油或丙二醇与纤维素衍生物、卡波姆和海藻酸盐、西黄芪胶、明胶、淀粉等构成；油性凝胶基质由液状石蜡与聚氧乙烯或脂肪油与胶体硅或铝皂、锌皂构成。必要时可加入保湿剂、防腐剂、抗氧剂、透皮促进剂等附加剂。陈海青等[39]自制大黄消胀凝胶外敷神阙穴治疗胸腰椎骨折患者腹胀，取得了满意疗效。

综上所述，随着现代医药制剂技术的进步，凝胶贴膏、巴布贴剂、贴剂药片、贴剂药丸、膜剂等新剂型在脐部给药制剂中逐渐涌现，有效地解决了传统制备膏药对环境的污染以及橡胶贴膏胶布过敏等方面的问题，促进了脐部给药的发展。

二、市售脐部给药制剂

（一）品种数量

截至2023年8月，国家药品监督管理局（National Medical Products Administration，NMPA）国产药品数据库中脐部给药制剂共有28个品种50个批准文号，其中多家企业生产的品种有8个，独家企业生产的品种有20个，如表1所示。

表1　市售脐部给药制剂的批准文号与主治病症

产品名称	国药准字	主治病症
银胡感冒散	Z20026714	内科呼吸系统疾病：风热感冒
复方丁香开胃贴	B20020645	内科消化系统疾病：食积
贴积膏	Z23021545 Z11020519	内科消化系统疾病：食积
温胃止痛膏	B20021066	内科消化系统疾病：胃脘痛
暖脐膏	Z13020945 Z33020533 Z41020551 Z10983020 Z11020394 Z11020395 Z14021479	内科消化系统疾病：腹痛痞满
十香暖脐膏	Z12020579 Z23021130 Z23021573 Z20063784	内科消化系统疾病：脘腹冷痛，腹胀腹泻，腰痛寒疝
倍芪脐贴	B20020209	内科消化系统疾病：阳虚腹泻
肠胃散	Z20026656	内科消化系统疾病：寒湿泄泻
便秘通软膏	B20050065	内科消化系统疾病：气滞便秘
阿魏化痞膏	Z10983024 Z12020574 Z23020044 Z11020513	内科消化系统疾病：癥瘕痞块，脘腹疼痛，胸胁胀满
舒腹贴膏	Z20163124 Z37021126 Z20053745	内科消化系统疾病：胃脘痛 儿科消化系统疾病：小儿泄泻
麝香暖脐膏	Z20026902	儿科消化系统疾病：脘腹疼痛
丁桂儿脐贴	B20020882	儿科消化系统疾病：泄泻腹痛
儿泻康贴膜	Z20010126	儿科消化系统疾病：小儿腹泻
消食贴	B20020634	儿科消化系统疾病：小儿厌食症
小儿敷脐止泻散	Z10940024	儿科消化系统疾病：小儿腹泻
小儿腹泻贴	Z20000012	儿科消化系统疾病：小儿腹泻
小儿暖脐膏	Z61020704 Z23020043 Z23021131 Z23021572 Z52020002	儿科消化系统疾病：小儿腹痛
小儿止泻贴	Z20025041	儿科消化系统疾病：小儿腹痛

续表

产品名称	国药准字	主治病症
助消膏	Z20043609	儿科消化系统疾病：小儿腹泻
养血调经膏	Z12020555 Z23021546 Z11020142	妇科疾病：月经不调
痛经软膏	Z20027465	妇科疾病：痛经
温经止痛膏	B20020496	妇科疾病：痛经
月泰贴脐片	Z20050196	妇科疾病：痛经
安阳固本膏	Z10983019 Z41020379	妇科疾病：宫寒不孕 男科疾病：精少不育
保真膏	Z20026945	妇科疾病：经血不调 男科疾病：梦遗滑精
肛泰	Z20028004	外科疾病：痔疮便血
肛安	Z10950008	外科疾病：痔疮便血

（二）临床应用

对28个脐部给药制剂的主治病症进行归类分析，由表1、图1可见，目前脐部给药上市制剂多用于治疗内科与儿科消化系统疾病，共19个品种，占总数的67.86％，主要用于治疗胃痛、腹痛、腹泻、食积等病症。用于治疗妇科、男科疾病的品种共有6个，占21.43％；专用于治疗外科疾病品种2个，占7.14％；用于治疗呼吸系统疾病品种1个，占3.57％。

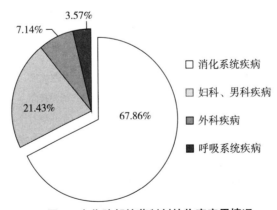

图1　市售脐部给药制剂的临床应用情况

（三）剂型种类

目前NMPA批准上市的脐部给药制剂的剂型种类，以传统的膏药、贴膏剂、软膏剂为主，现代创新剂型较少。其中膏药为最常见的剂型，共9个品种，占总数的32.14%；贴膏剂品种5个，占17.86%，其中包括橡胶贴膏品种4个，凝胶贴膏品种1个；软膏剂的品种5个，占17.86%；贴剂品种4个，占14.29%；此外还有少量散剂、丸剂、膜剂品种，如图2所示。

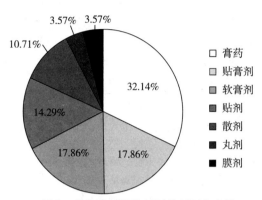

图2 市售脐部给药制剂的剂型分布情况

（四）用药剂量

对28个市售脐部给药制剂用药剂量情况进行统计分析，有8个品种无明确给药剂量，仅在用法用量中标注"加温软化，贴于脐腹上"等说明；14个品种虽有明确给药剂量，但无明确给药疗程；9个儿童专用药品种中，多无明确的儿童年龄分段用药剂量说明，部分儿童专用药虽有年龄分段用药剂量，但仅标注二岁以上和二岁以下用药剂量，年龄分段不规范，不便于临床准确给药，具体如表2所示。

表2 市售脐部给药制剂的用法用量、剂型与规格

产品名称	用法用量	剂型	规格
银胡感冒散	外用，贴于脐部。先用手轻揉脐部约1分钟，后将小瓶药油倒进药包对准脐眼贴上即可。每日1贴（重症加1贴在大椎穴）	散剂	药粉：每袋装2.2 g 药油：每瓶装0.2ml
复方丁香开胃贴	外用，置药丸于胶布护圈中，药芯对准脐部（神阙穴）贴12小时以上，1日1贴，3贴为1个疗程	丸剂	每丸重1.2 g
贴积膏	加温软化，贴于脐腹上	膏药	每张净重9 g
温胃止痛膏	外用，1日1贴。第1天贴神阙穴（肚脐），第2天贴中脘穴（心窝上边正中到肚脐正中二分之一处），以后两穴交替贴敷，痛重可贴患处；2周为1个疗程	橡胶贴膏	每片7cm×10cm
暖脐膏	外用，加温软化，贴于脐上	膏药	每张净重3g、15g

续表

产品名称	用法用量	剂型	规格
十香暖脐膏	生姜擦净患处，加温软化，贴于脐腹或痛处	膏药	每张净重6g、12g
倍芪脐贴	脐部洗净后贴敷，1次1片，1片可贴敷1～2日	贴剂	每贴重1.5g
肠胃散	外用，1次1袋，一日1次；贴肚脐处	散剂	每袋装2g
便秘通软膏	外用，涂擦肚脐内，按摩30秒，每次使用挤出药膏0.5克（约1厘米），1日2～3次	软膏剂	每支装20g
阿魏化痞膏	外用，加温软化，贴于脐上或患处	膏药	每张净重6g、12g
舒腹贴膏	揭去贴面隔衬，根据病情按穴位贴敷：（1）胃疼恶心呕吐者，贴中脘、上脘、足三里、胃俞。（2）腹痛腹泻可贴神阙、下脘、天枢、足三里。（3）食欲不振，脾虚胃弱者常贴足三里。成人每次选贴2～3个穴位，2～4小时换1次。儿童每次选贴1～2个穴位，每穴1/4～1/2张，每2小时换1次，或遵医嘱	橡胶贴膏	5cm × 6cm 4cm × 5cm 4cm × 6.5cm 6.5cm × 10cm
麝香暖脐膏	外用，温热化开，贴于肚脐上	膏药	每张净重5g
丁桂儿脐贴	外用。贴于脐部，1次1贴，24小时换药1次。	软膏剂	每贴重1.6g
儿泻康贴膜	外用。将膜剂表面护膜除去后，贴于脐部。1次1张，1日1次。5天为1个疗程	膜剂	每张重0.23g
消食贴	外用，贴于脐上，1次1片，1日1次	凝胶贴膏	直径4.5cm圆形片状药膏
小儿敷脐止泻散	1次用1袋，用前先将塑料薄膜揭去，使其中的药物正对肚脐，使小彩带朝向肚脐上方，贴好固定后，再将小彩带缓慢抽出，24小时换药1次	散剂	每袋装0.3g
小儿腹泻贴	贴于脐部，1次1贴，48小时换药1次	软膏剂	每帖重1.2g
小儿暖脐膏	加温软化，贴于肚脐上，未满月小儿贴脐下	膏药	每张净重5g
小儿止泻贴	外用，贴于患儿神阙穴（肚脐），每次1贴，每贴可以贴敷12个小时，1日1次，连用3天（每次须间隔8～12小时）	橡胶贴膏	每片5cm × 7cm
助消膏	外用，1次1片，1日1次；贴于肚脐，再用胶布固定，贴2～4小时	软膏剂	每片净重1.5g
养血调经膏	外用，加温软化，贴于脐腹和腰部	膏药	每张净重15g
痛经软膏	外用，1日2～3次；取药膏适量涂入脐部，再黏上贴剂；其他患处可直接涂敷	软膏剂	药膏每支装2g、5g 贴剂直径3.5cm

续表

产品名称	用法用量	剂型	规格
温经止痛膏	经前2日开始用药，贴于下腹神阙、关元穴及两侧归来穴各1片，24小时换药1次，每周期贴2～3次	橡胶贴膏	4cm × 6cm
月泰贴脐片	外用，先将患者脐部（神阙穴）周围的皮肤用温水洗净、擦干，然后将无纺胶布与PVC片分离，弃去PVC片，将药片对准脐部，粘贴牢固，即可1日1次，1次1贴，于经前3天开始使用，持续至经来3天为止。连用3个月经周期	贴剂	每片重0.55 g
安阳固本膏	加温软化，贴于脐部	膏药	每张净重25 g
保真膏	外用，1日1贴；冷天用温水浸泡，热天用凉水浸泡，揭去纸，捏扁放于布块当中，贴脐腹或肾俞穴（后腰）	膏药	每张净重15 g
肛泰	外用。洗净脐部（神阙穴）周围皮肤，擦干，然后将医用胶带（无纺布基材）与PVC片分离，将药片对准脐部，粘贴牢固；1次1片，1日1次。	贴剂	每片7.5cm × 7.5cm，药片重0.5 g
肛安	外用。用温水洗净脐部，擦干，将药片贴敷脐部。1次1片，1日1次。	贴剂	每片重0.5 g

（五）药物使用频率

　　统计结果表明，在28个脐部给药中成药中，共使用药物125种，多为温里散寒药、行气止痛药、活血止痛药以及泻下攻积药。其中肉桂的应用频率最高，为57.14 %；丁香、当归、木香、吴茱萸、冰片、没药、乳香、香附、白芷、麝香、艾叶、乌药、延胡索、阿魏、沉香、大黄、小茴香、川芎、附子、牛膝、白术、陈皮、续断、五倍子应用频率较高，均大于10.00 %。综合来看，以芳香类药物应用居多，可能因其气味俱厚，药性走窜，利于有效成分的经脐部吸收，如表3所示。

　　此外，处方中含《中华人民共和国药典》2020年版收载的有大毒的药材包括马钱子（1次，3.57 %）、生草乌（1次，3.57 %）、生川乌（1次，3.57%）；有毒的药材有附子（3次，10.71 %）、川楝子（2次，7.14 %）、木鳖子（2次，7.14 %）、雄黄（2次，7.14 %）、蓖麻子（1次，3.57 %）、蟾酥（1次，3.57 %）、硫黄（1次，3.57 %）、牵牛子（1次，3.57 %）；有小毒的药材有吴茱萸（7次，25.00 %）、艾叶（4次，14.29 %）、苦杏仁（1次，3.57 %）、蛇床子（1次，3.57 %），如表3所示。毒性中药多效强力猛，与芳香药物相配伍，可达"率诸药开结行气，直达病所"之效。

表3　市售脐部给药制剂用药频率表

品名	例数	频率	品名	例数	频率	品名	例数	频率
肉桂	16	57.14%	荆芥	2	7.14%	姜粉	1	3.57%
丁香	11	39.29%	牡丹皮	2	7.14%	姜黄	1	3.57%
当归	10	35.71%	木鳖子	2	7.14%	僵蚕	1	3.57%
木香	8	28.57%	肉苁蓉	2	7.14%	金银花	1	3.57%
吴茱萸	7	25.00%	砂仁	2	7.14%	金樱子	1	3.57%
冰片	7	25.00%	细辛	2	7.14%	桔梗	1	3.57%
香附	6	21.43%	雄黄	2	7.14%	橘核	1	3.57%
白芷	6	21.43%	血竭	2	7.14%	苦杏仁	1	3.57%
麝香	6	21.43%	樟脑	2	7.14%	荔枝核	1	3.57%
没药	5	17.86%	盐酸小檗碱	2	7.14%	连翘	1	3.57%
乳香	5	17.86%	红花	1	3.57%	硫黄	1	3.57%
艾叶	4	14.29%	三棱	1	3.57%	龙骨	1	3.57%
乌药	4	14.29%	甘草	1	3.57%	芦荟	1	3.57%
延胡索	4	14.29%	胡椒	1	3.57%	鹿角胶	1	3.57%
阿魏	4	14.29%	黄柏	1	3.57%	鹿茸粉	1	3.57%
沉香	4	14.29%	人参	1	3.57%	麻黄	1	3.57%
大黄	4	14.29%	泽兰	1	3.57%	马钱子	1	3.57%
小茴香	4	14.29%	巴戟天	1	3.57%	麦冬	1	3.57%
川芎	3	10.71%	薄荷	1	3.57%	木通	1	3.57%
附子	3	10.71%	薄荷脑	1	3.57%	炮姜	1	3.57%
牛膝	3	10.71%	薄荷油	1	3.57%	蒲黄	1	3.57%
白术	3	10.71%	蓖麻子	1	3.57%	牵牛子	1	3.57%
陈皮	3	10.71%	苍术	1	3.57%	蜣螂	1	3.57%
续断	3	10.71%	蟾酥	1	3.57%	青蒿	1	3.57%
五倍子	3	10.71%	赤石脂	1	3.57%	山楂	1	3.57%
白胡椒	2	7.14%	穿山甲	1	3.57%	蛇床子	1	3.57%
白芍	2	7.14%	椿皮	1	3.57%	神曲	1	3.57%
丹参	2	7.14%	大果木姜子	1	3.57%	生草乌	1	3.57%
黄芪	2	7.14%	大蒜	1	3.57%	生川乌	1	3.57%
益母草	2	7.14%	豆蔻	1	3.57%	生姜	1	3.57%
八角茴香	2	7.14%	独活	1	3.57%	使君子	1	3.57%
荜茇	2	7.14%	杜仲	1	3.57%	熟地黄	1	3.57%

续表

品名	例数	频率	品名	例数	频率	品名	例数	频率
柴胡	2	7.14%	儿茶	1	3.57%	锁阳	1	3.57%
赤芍	2	7.14%	干姜	1	3.57%	桃仁	1	3.57%
川楝子	2	7.14%	谷精草	1	3.57%	天冬	1	3.57%
大腹皮	2	7.14%	骨碎补	1	3.57%	菟丝子	1	3.57%
羌活	2	7.14%	黑胡椒	1	3.57%	玄参	1	3.57%
大叶桉叶	2	7.14%	胡黄连	1	3.57%	阳起石	1	3.57%
地黄	2	7.14%	黄芩	1	3.57%	紫梢花	1	3.57%
防风	2	7.14%	藿香	1	3.57%			
茯苓	2	7.14%	鸡内金	1	3.57%			
岗松	2	7.14%	紫苏梗	1	3.57%			
厚朴	2	7.14%	地榆	1	3.57%			

三、脐部给药制剂的研究动态

为了进一步推进中医特色疗法技术的传承与创新，2007年科技部在国家重点基础研究发展计划（"973"计划）中设立了"基于中医特色疗法基础理论研究"（2007CB512700）专项，并将"脐疗防治疾病的临床评价和机制研究"（2007CB512703）研究列入了中医特色疗法基础理论研究专项的重点支持方向。该研究提出"脐通五脏六腑、十二经脉和奇经八脉，是人体阴阳气化之总枢，也是调整人体整体功能的最佳作用点，脐疗可以治疗全身疾病"的科学假说[40]，围绕假说开展了脐疗防治疾病的基础理论研究、脐疗临床技术规范研究、脐疗临床疗效评价研究、代谢组学机制示范研究以及脐与人体全身相关的基础研究，丰富并完善了脐疗的理论内涵，为脐疗制剂的临床推广应用提供了科学的理论依据和关键技术支撑。

近十年来，国家自然科学基金项目也分别启动了"基于代谢组学和胃肠动力学的中药敷脐治疗小儿腹泻的机理研究"（81102823）、"丁桂散脐部给药散寒止痛作用机制评价研究"（81303234）、"基于肥大细胞介导脐疗治疗原发性痛经的效应机制研究"（81373721）、"基于代谢组学和多组分PK-PD模型的中药脐部给药生物药剂学特征研究"（81573619）、"基于microRNA/甲基化DNA谱与结肠动力学分析HA-GLY/LS载丁桂散脐部给药效应机制"（81673612）、"基于脑肠轴和肠系膜微循环调控研究隔药灸脐法治疗IBS-D的作用机制"（81774402）、"基于药物转运—靶蛋白/代谢通路—外泌体信号效应轴探索pH触发式释药水凝胶微针脐部给药的效应机制"（82074031）等脐部给药相关课题项目。研究多以脐部给药制剂为模型药物，深入考察药物的体内过程与吸收机制，从代谢组学与胃肠动力学等角度研究脐疗防治疾病的深层微观机制，分析脐部给药制剂治疗相关疾病的生物标志物，探讨脐疗对机体调整作用的效应靶点所在，为阐释脐部给药的生物药剂学特征，丰富脐部给药制剂的科学内涵，促进脐部给药制剂现代化提供可靠的实验依据。

中药脐部给药制剂在临床中广泛应用，并取得了巨大的经济效益与社会效益，正是因其具有安全快捷、操作简便、疗效确切、患者易于接受等优点。然而生产工艺与剂型的落后、品种数量与覆盖病种的限制、给药剂量与疗程的不明确，以及缺乏生产标准与质量控制规范等问题，严重制约了中药脐部给药制剂的发展与推广。在中药脐部给药制剂标准化、规范化、科学化的进程上，未来仍有较长的路要走。

第三节　脐贴的制备与评价

脐贴系指将药材或药材提取物溶解或混合于黏性基质中，摊涂于裱褙材料，供贴敷于脐部的一类外用制剂。按基质组成的不同，中药脐贴可分为贴膏剂与贴剂2类。

一、脐贴的组成与制备方法

（一）脐贴的分类

1. 贴膏剂

贴膏剂是将原料药物与适宜的基质制成膏状物，涂布于背衬材料上供皮肤贴敷，可产生全身性或局部作用的一种薄片状制剂，包括橡胶贴膏与凝胶贴膏。

橡胶贴膏：系以橡胶为主要基质，与药物及树脂、脂肪或类脂性辅料混匀后，摊涂于裱褙材料上制成的一类外用制剂。目前NMPA批准上市的脐部给药橡胶贴膏有温胃止痛膏、舒腹贴膏、小儿止泻贴、温经止痛膏共4个品种。橡胶膏剂黏附力强，用时无须加热软化，使用携带方便，但膏层较薄，容纳药物量较少，药效维持时间较短。

凝胶贴膏：系指原料药物与适宜的亲水性基质混匀后涂布于背衬材料上

制成的一类外用制剂。凝胶贴膏早期称为巴布膏剂，2010年版《中国药典》将巴布膏剂改名为凝胶膏剂，并对凝胶膏剂的生产和贮藏条件做了相关规定，且规定了相应的检查指标。2015年版《中国药典》将其重新定义为凝胶贴膏，归为贴膏剂项下。目前NMPA批准上市的脐部给药凝胶贴膏仅有消食贴1个品种。凝胶贴膏载药量较大，与皮肤相容性好，使用携带方便，且能提高皮肤的水化作用，有利于药物的透皮吸收。

2. 贴剂

贴剂系指原料药物与适宜的材料制成的供粘贴在皮肤上的可产生全身性或局部作用的一种薄片状制剂。按释药方式可分为膜控释型与骨架扩散型2大类，前者是药物和吸收促进剂等被控释膜或其他控释材料包裹成为贮库，由控释膜或控释材料的性质控制药物的释放速率；后者是药物溶解或均匀分散在聚合物骨架中，由骨架的组成成分控制药物的释放。目前NMPA批准上市的脐部给药贴剂有倍芪脐贴、月泰贴脐片、肛泰、肛安共4个品种。透皮贴剂通过扩散而起作用，药物从贮库中扩散直接进入皮肤和血液循环，透皮贴剂的作用时间由其药物含量及释药速率所决定。因此，贴剂具有延长药物作用时间、维持恒定的血药浓度、减少用药次数等优点，但制备工艺较复杂，适合于药理作用强及剂量小、在水和油中均有适宜溶解度的药物，对皮肤有刺激性、过敏性的药物不宜制成贴剂。

（二）脐贴的组成

1. 橡胶贴膏的组成

（1）膏料层

膏料层由药物与基质组成，为橡胶膏剂的主要部分，基质的原料主要包含以下部分。

① 橡胶　热可塑性橡胶为基质的主要原料，具有弹性、低传热性，一般称其为"骨架材料"，起支撑作用。

② 增黏剂　多为树脂类物质，常用松香及松香衍生物等，因松香酸可加速橡胶贴膏的老化。此外，甘油松香酯、氢化松香、β-蒎烯等材料应用日益广泛，它们具有抗氧化、抗过敏、耐老化等性能，已逐步取代松香用作增黏剂。

③ 软化剂　常用凡士林、羊毛脂、液状石蜡、植物油等。可使生胶软化，增加可塑性，增加胶料的柔软性和产品耐寒性。

④ 填充剂　常用氧化锌等，氧化锌能与松香酸生成松香酸锌盐，可降低

松香酸对皮肤的刺激性，发挥缓和收敛的作用，同时亦可增加膏料的黏性。锌钡白（立德粉）常用于热压法制备橡胶贴膏的填充剂，具有遮盖力强、胶料硬度大、价格低、贴膏外观亮度好的特点。

（2）背衬层

常用漂白细布、棉布等。

（3）保护层

多用硬质纱布、塑料薄膜及玻璃纸等覆盖膏面，以避免膏片相互黏着，并可防止挥发性成分的挥散，起到保护膏料的作用。

2. 凝胶贴膏的组成

（1）膏体层

由药物和基质组成，基质的性质对凝胶贴膏的黏附性、保湿性、稳定性以及透皮吸收等性能起着重要作用。基质主要由以下成分组成。

① 黏合剂　黏合剂系指基质中的骨架材料，常用的亲水性凝胶骨架包括天然、合成及半合成的高分子聚合物。常用的天然高分子聚合物包括明胶、阿拉伯胶、西黄芪胶、海藻酸盐等。合成及半合成的高分子聚合物包括聚丙烯酸钠（Sodium polyacrylate，PAA-Na）、聚乙烯醇（Polyvinyl alcohol，PVA）、聚乙烯吡咯烷酮（Polyvinyl pyrrolidone，PVP）、羧甲基纤维素钠（Carboxymethylcellulose sodium，CMC-Na）、卡波姆（Carbomer）等。

② 保湿剂　凝胶贴膏的含水量较大，保湿剂的加入可延缓基质的失水，促进皮肤的水合作用，同时保湿剂会对基质的赋形性、黏附性以及药物的释放产生影响。常用的保湿剂有聚乙二醇、山梨醇、丙二醇、甘油及它们的混合物等。

③ 填充剂　填充剂影响膏体的成型性，并对膏体的黏附性及内聚力起着重要作用，可改善水溶性高分子材料因吸水膨胀而产生的过黏现象。常用的填充剂有微粉硅胶、二氧化钛、碳酸钙及氧化锌等。

④ 促透剂　由于皮肤角质层的屏障限速作用，一般需要加入适量的促透剂来促进药物的经皮渗透。脐贴中常用的促透剂详见本章第四节项下内容。

（2）保护层

起到保护膏体的作用，常用聚丙烯或聚乙烯薄膜、铝箔-聚乙烯复合膜、硬质纱布等。

（3）背衬层

常用人造棉布、无纺布等。

3. 贴剂的组成

（1）膜聚合物与骨架材料

膜聚合物具有一定渗透性，是膜控释型贴剂的关键部分，利用它的渗透性和膜的厚度可以控制药物的释放速率。常用膜材料有乙烯-醋酸乙烯共聚物（Ethylene vinylacetate copolymer，EVA）、聚乙烯（Polyethylene，PE）、聚丙烯（Polypropylene，PP）等，膜的厚度、微孔大小、孔率等及填充微孔的介质可以控制药物的释放速率。

骨架扩散型贴剂常用亲水性聚合物材料做骨架，如天然的多糖与合成的PVA、PVP、聚丙烯酸胺（Polyacrylate ammonium，PAA）与聚丙烯酸酯（Polyacrylate）等。骨架中还含有一些湿润剂，如水、丙二醇、乙二醇和聚乙二醇等。

（2）压敏胶

压敏胶系指在轻压力下即能产生黏附而移去时无残余物的一类黏性聚合物。它能保证经皮贴剂与皮肤保持紧密接触，使药物的皮肤渗透按设计的速率进行。另外，它也可作为载药贮库或黏性控释材料。压敏胶主要有聚异丁烯（Polyisobutene，PIB）、丙烯酸酯（Acrylic ester）与硅酮（Silicone）等类型，应根据不同类型贴剂选择合适的压敏胶类型。

① 单层胶黏型贴剂　常用聚丙烯酸酯（Polyacrylate）与聚异丁烯（PIB）压敏胶，将药物直接分散于压敏胶中，发挥药物贮库与黏附作用。

② 多层胶黏型贴剂　常用聚异丁烯、硅酮压敏胶作为药物贮库，覆盖在控释膜表面起黏附作用。

③ 贮库膜控型贴剂　压敏胶覆盖在控释膜表面起黏附作用，常用聚异丁烯与硅酮。

④ 聚合物骨架型　压敏胶沿药物释放面边缘添加，不与药物接触，常用聚氨酯等。

（3）防黏层

主要用于保护胶黏层，所选材料的表面自由能应低于压敏胶的表面自由能，与压敏胶的亲和性小于压敏胶与控释膜的亲和性。常用的防黏材料有聚乙烯（PE）、聚苯乙烯（Polystyrene，PS）、聚碳酸酯（Polycarbonate，PC）、聚四氟乙烯（Polytetrafluoroethylene，PTFE）等。

（4）背衬层

常用多层复合铝箔、聚乙烯或聚丙烯等膜材复合而成的双层或三层复合膜，既可提高机械强度与封闭性，又便于骨架膜与控释膜热合。

4. 脐贴常用基质辅料介绍

（1）骨架材料与膜材料

① 乙烯-醋酸乙烯共聚物（EVA）　EVA为贴剂中常用的膜材料和骨架聚合物，为均质膜，有较好的亲水性、生物相容性和柔软性，无毒、无刺激性，易于加工成型，机械性能好，但耐油性差。EVA可用热熔法或溶剂法制备膜材，其性能与分子量及醋酸乙烯的含量有较大关联。随着分子量增加，共聚物的玻璃化转变温度和力学强度均增大；分子量相同时，醋酸乙烯的比例越大，材料的溶解性、柔韧性与透明度越大。

② 聚乙烯（PE）　PE具有优良的耐低温和耐化学腐蚀性能，安全无毒，防水性能好，气密性较差。由于生产压力的不同可分为高压聚乙烯（低密度PE）和低压聚乙烯（高密度PE），后者的结晶性、熔点、密度和硬度较高，渗透性较低。PE的性能也与分子量相关，高分子量的PE薄膜强度高、透明度低；低分子量的PE薄膜则更柔软透明。

③ 聚乙烯醇（PVA）　PVA是一种水溶性聚合物，药用聚乙烯醇分子量在30000～200000，平均聚合度为500～5000。PVA对皮肤无毒、无刺激，是一种安全的外用制剂辅料。PVA水溶液作为凝胶基质，可增加黏度，延长药液与皮肤的接触时间，使药物吸收增加，提高生物利用度。此外，PVA也是一种良好的成膜材料，但PVA亲水膜的耐湿性较差，可通过交联、共聚等方法进行改性。

④ 聚丙烯酸钠（PAA-Na）　PAA-Na是贴膏剂中常用的骨架材料，为水溶性的聚电解质，是由丙烯酸单体聚合生成的高分子，用氢氧化钠中和后即得聚丙烯酸钠。PAA-Na为白色粉末，无臭无味，吸湿性强，为具有两性基团的高分子树脂，可缓慢溶于水形成极黏稠的透明液体。水溶液在pH 4左右时，PAA-Na容易凝聚；在pH 2.5左右时溶解，0.5％溶液的黏度约为1 Pa·s。其黏度比羧甲基纤维素钠、海藻酸钠大15～20倍。

⑤ 聚乙烯吡咯烷酮（PVP）　PVP是一种水溶性酰胺类高分子聚合物，是由N-乙烯吡咯烷酮聚合而成，具有优良的溶解性、增溶性、成膜性、络合性、黏接性及一定的表面活性，特别是具有良好的生理相容性，对皮肤刺激性小。PVP可作为凝胶贴膏的基质，也可用作贴剂的骨架材料，起到控制药物释放的作用。

⑥ 聚对苯二甲酸乙二酯（Polydiethyl phthalate，PET）　PET为对苯二甲酸二甲酯与乙二醇酯交换，或以苯二甲酸与乙二醇直接酯化法制成的聚合物。其在室温下具有良好的物理机械性能，耐酸碱和多种有机溶剂，吸水性能较

差，有较高的熔点和玻璃化温度，采用双向拉伸工艺能得到具有适宜结晶度、透气性小、拉伸性能高的薄膜。PET性能稳定，加工中加入的其他辅助剂少，安全性较高。

⑦ 卡波姆均聚物（Carbomer homopolymer） 卡波姆均聚物是一类以非苯溶剂为聚合溶剂的丙烯酸键合烯丙基蔗糖或季戊四醇烯丙醚的高分子聚合物，具有较强的吸湿性。由于其分子结构中含有56%～68%的酸性基团，因此具有一定的酸性。卡波姆均聚物被中和使羧基离子化后，由于负电荷的相互排斥作用，分子链弥散伸展，呈现膨胀状态，并具有黏性，常用来配制贴膏剂的基质。卡波姆均聚物常用规格有934P、940GE、941GE等，其中GE指药用级，P指口服级。在利用其水溶液凝胶做基质时，常需考虑药物的特性、溶解性及基质与药物的相互作用，并应结合具体药物灵活应用。另外需注意卡波姆均聚物与PVP、聚氧乙烯（POE）或聚山梨酯80同时使用时，可能会降低卡波姆均聚物的黏膜黏附能力。

（2）压敏胶

① 聚异丁烯类压敏胶 聚异丁烯是无定形线性聚合物，该类压敏胶是由高相对分子量和低相对分子量的聚异丁烯共混制得，高分子量的聚异丁烯可提高压敏胶的内聚力和剥离强度，低分子量的聚异丁烯可起到增加黏度和柔韧性的作用。此类压敏胶稳定性、耐热性、耐水性以及抗老化性均较好。但因聚异丁烯是由非极性的长直烷烃构成，紧密排列的分子链使其透气、透湿性能较差，且对极性膜材的黏性较弱，常需配合使用或添加增黏剂、填充剂等辅料以扩大其使用范围。

② 丙烯酸类压敏胶 丙烯酸类压敏胶是由丙烯酸酯、丙烯酸和其他功能性单体的自由基聚合的产物。根据生产工艺，其可分为溶液型和乳剂型2类。溶液型压敏胶通常由30%～50%丙烯酸酯共聚物在有机溶剂中的黏稠溶液组成，其胶层无色透明，涂布性能、剥离强度及初黏性均较好，但其黏合力和耐溶剂性较差。目前丙烯酸类压敏胶多为交联型，其耐热性、耐寒性、耐水性、耐溶剂性等多种性能均得到了较大改善。

乳剂型丙烯酸压敏胶是由多种丙烯酸酯类单体混合后，在乳化剂作用下进行乳液聚合所制得。这类压敏胶对极性的高能表面基材亲和性较好，且对热、紫外线稳定，无有机溶剂污染，但缺点是耐水性、耐湿性与溶液型丙烯酸相对较差。因此可以用共聚、交联、微乳化等方法进行改性。

③ 硅酮压敏胶 硅酮压敏胶是聚二甲基硅氧烷和硅树脂的缩聚产物，除了具有良好的流动性、黏附性、柔软性及生物相容性外，由于分子结构中硅氧烷链段的自由内旋转，外界环境温度无法影响其黏度，同时分子间作用力

的存在使其产生较大的自由容积，因此硅酮压敏胶基质有利于水蒸气以及药物的渗透，并可减轻皮肤刺激性。控制该类压敏胶黏性的重要因素是聚二甲基硅氧烷和硅树脂中的硅烷醇（Si-OH）的含量，含量过高会使压敏胶的黏性增加，强度降低；含量过低则会使压敏胶的交联程度不够，易于塑化，使用后会在皮肤上留有较多的残留物。

④ 热熔压敏胶　热熔压敏胶是以热塑性聚合物为主的胶黏剂，兼具热熔和压敏双重特性。该压敏胶基质在熔融状态下进行涂布，冷却固化后经轻度指压即能快速粘接，同时具有良好的剥离性，不污染被粘物表面。热熔压敏胶无有机溶剂，安全性高，且在制备时不需挥发有机溶剂，特别适合制备含有易挥发药物的中药脐贴。

⑤ 水凝胶压敏胶　水凝胶是一些高聚物或共聚物吸收大量水分形成的溶胀交联状态的半固体，其交联方式有离子键、共价键与次价键等。目前水凝胶压敏胶主要为聚乙二醇（PEG）与聚乙烯基吡咯烷酮（PVP）的均聚物、共聚物或共混物。通常情况下水凝胶含有20%的平衡水，可与多种药物结合，表现出良好的药物相容性，与传统的疏水性压敏胶相比具有较高的经皮传递速率，常不需要使用促透剂。

⑥ 亲水性聚氨酯压敏胶　聚氨酯是小分子二元醇或者带有双羟基端的聚合物和二异氰酸酯或多异氰酸酯的共聚物。聚氨酯分子链一般由软段和硬段组成。软段一般为聚醚、聚酯或聚烯烃等，硬段一般是由异氰酸酯和扩链剂构成。常温下，软段处于高弹态，硬段则处于玻璃态或者结晶态。通过调节软段和硬段的比例，可制备出水汽透过性与吸水性均较好的压敏胶。

（三）脐贴的制备

1. 橡胶贴膏的制备工艺

（1）溶剂法

① 药物处理　常用有机溶剂以浸渍、回流、渗漉等方法提取，提取液滤过、浓缩成适当浓度的浸膏。能溶于橡胶基质中的药物如冰片、薄荷脑、樟脑等可直接加入。

② 胶浆制备　胶浆由药物和基质混合而成。取生橡胶洗净，置于50℃～60℃加热干燥或晾干，切成块状，在炼胶机中塑炼成网状；消除静电18～24小时后，浸于适量汽油中，待溶胀后移至打胶机中，搅匀；分次加入凡士林、羊毛脂、氧化锌和松香等制成基质；再加入药物浸膏等，搅匀，即得膏药料。

③ 涂布膏料　将膏药料置于装好裱褙材料的涂料机上，进行涂布。

④ 回收溶剂　涂了膏料的胶布，以一定速度进入封闭的溶剂回收装置，

经蒸汽加热管加热，回收溶剂。

⑤ 切割加衬与包装 将膏布在切割机上切成规定的宽度，再移至纱布卷筒装置上，使膏面覆上脱脂硬纱布或塑料薄膜，最后切成小块后封装。

（2）热压法

① 药物处理 将处方中富含挥发油的中药采用水蒸气蒸馏法、超声波辅助萃取法、超临界流体萃取法等方法提取挥发油，并以药物挥发油代替溶剂浸泡橡胶，达到软化橡胶的目的。其余药物以适当方法提取浓缩，制成药物浸膏。

② 胶浆制备 取生橡胶洗净，加热干燥或晾干后切成块状，在炼胶机中塑炼成网状；用挥发油浸泡胶丝，待橡胶软化后，将橡胶在炼胶机内挤压几次（素炼）；再与立德粉或氧化锌、松香、凡士林、羊毛脂等基质和药物混炼均匀，放置12小时后精炼，再过滤；放入100℃热风循环烘箱中烘胶后，即可涂胶。

③ 涂布膏料、切割加衬与包装 同"溶剂法"，此法不用汽油，故不需要溶剂回收装置。

2.凝胶贴膏的制备工艺

凝胶贴膏的制备工艺因主药的性质、基质原料类型的不用而各有差异，因此无统一的制法。基本工艺流程为先将药物溶解或者均匀分散在配制好的基质中，然后涂布到防黏层上，再覆盖无纺布背衬（或者直接涂布在无纺布上，然后覆盖防黏层），裁切、包装后得成品。膏体的含水量、载药量、搅拌时间、搅拌速度、炼和温度、各组分的添加顺序、烘干时间及温度等均影响凝胶贴膏的成型，不同的药物处方、基质配比，需要不同的制备工艺才能制备出较好凝胶贴膏。因此，研究凝胶膏剂新药，需根据药物组成和基质配方，探索合适的制备工艺。

3.贴剂的制备工艺

在制备过程中，基质的添加顺序、搅拌时间及速度、融合温度、时间等因素均对贴剂样品的外观、均匀度、药物含量、剥离强度、药物释放度有较大影响。因此贴剂制备需通过实验，以感观分析、剥离强度、释放度等为衡量指标，选择基质的最佳工艺条件。贴剂的制备工艺根据其类型及组成可分为涂膜复合工艺、充填热合工艺、骨架黏合工艺3种类型。

① 涂膜复合工艺 将药物分散在高分子材料如压敏胶溶液中，涂布于背衬膜，加热烘干使有机溶剂挥发。可以涂布第二层或多层膜，最后覆盖上保护膜加以保护；亦可以制成含药物的高分子材料膜，再与各种膜黏合。其中可以与控释膜黏合，制成控释透皮贴剂。

② 充填热合工艺　在定型机械中，将药物贮库材料充填在背衬层与控释膜之间，热合封闭，覆盖上涂有黏胶层的保护膜。

③ 骨架黏合工艺　在骨架材料溶液中加入药物，浇铸冷却成型，切割成型，粘贴于背衬膜上，加保护膜而成。

二、脐贴的评价

（一）贴膏剂的制剂评价

根据2020年版《中华人民共和国药典》四部制剂通则中的要求，贴膏剂应从以下几方面进行制剂评价。

1. 含膏量

橡胶贴膏检测方法：取供试品2片（每片面积大于35cm²的应切取35cm²），除去盖衬，精密称定，置于同一个有盖玻璃容器中，加适量有机溶剂（如三氯甲烷、乙醚等）浸渍，并时时振摇，待背衬与膏料分离后，将背衬取出，用上述溶剂洗涤至背衬无残附膏料，挥去溶剂，在105℃干燥30分钟，移至干燥器中，冷却30分钟，精密称定，减失重量即为膏重，按标示面积换算成100cm²的含膏量，应符合各品种项下的规定。

凝胶贴膏检测方法：取供试品1片，除去盖衬，精密称定，置烧杯中，加适量水，加热煮沸至背衬与膏体分离后，将背衬取出，用水洗涤至背衬无残留膏体，晾干，在105℃干燥30分钟，移至干燥器中，冷却30分钟，精密称定，减失重量即为膏重，按标示面积换算成100cm²的含膏量，应符合各品种项下的规定。

2. 耐热性

橡胶贴膏取供试品2片，除去盖衬，在60℃加热2小时，放冷后，背衬应无渗油现象；膏面应有光泽，用手指触试应仍有黏性。

3. 赋形性

取凝胶贴膏供试品1片，置37℃、相对湿度64%的恒温恒湿箱中30分钟，取出，用夹子将供试品固定在一平整钢板上，钢板与水平面的倾斜角为60°，放置24小时，膏面应无流淌现象。

4. 黏附力

采用滚球斜坡停止法测定凝胶贴膏的初黏力。试验前，应将贴膏剂、贴剂（连同包装材料）于18~25℃、相对湿度40%~70%条件下放置2小时以上。用蘸有无水乙醇的擦拭材料擦洗倾斜板和不锈钢球表面，用干净的无尘布仔细擦干，如此反复清洗3次以上，直至倾斜板和不锈钢球表面经目测检查达到洁净为止。按各品种项下规定的倾斜角调整倾斜板，取供试品3片，分别将黏性面向上用双面胶带固定在倾斜板上两条刻度线之间，其中供试品下端应位于倾斜板的水平下线位置，供试品应平整地贴合在板上。将各品种项下规定的钢球放在起始线上，自斜面顶端自由落下。记录贴膏能够黏住的最大钢球号，评价其初黏力的大小。

橡胶贴膏则需进行持黏力的测定。试验前，应将贴膏剂、贴剂（连同包装材料）于18～25℃、相对湿度40%～70%条件下放置2小时以上。用蘸有无水乙醇的擦拭材料擦洗试验板和加载板，用干净的无尘布仔细擦干，如此反复清洗3次以上，直至试验板和加载板表面经目测检查达到洁净为止。洁净后的试验板和加载板不得用手或其他物体接触。取供试品3片，分别将供试品平行于板的纵向粘贴在紧挨着的试验板和加载板的中部，用橡胶包覆的钢轴在供试品上来回滚压三次，供试品在板上粘贴后，在室温放置20分钟，固定于试验架，记录测试起始的时间或位置，评价其持黏力的大小。

5. 含量均匀度

除来源于动、植物多组分且难以建立测定方法的凝胶贴膏外，凝胶贴膏应进行含量均匀度检查。取供试品10个，照各品种项下规定的方法，分别测定每一个单剂以标示量为100的相对含量 x_i，求其均值 $\overline{X}$ 和标准差S以及标示量与均值之差的绝对值A（A = $|100 - \overline{X}|$）。

$$S \left[S = \sqrt{\frac{\sum\limits_{i=1}^{n}(x_i - \overline{X})^2}{n=1}} \right]$$

若 A + 2.20 S ≤ L，则供试品的含量均匀度符合规定；

若 A + S＞L，则不符合规定；

若 A + 2.20 S＞L，且 A + S ≤ L，则应另取供试品20个复试。

根据初、复试结果，计算30个单剂的均值 $\overline{X}$、标准差S和标示量与均值之差的绝对值A。再按下述公式计算并判定。

当 A ≤ 0.25 L 时，若 $A^2 + S^2$ ≤ 0.25 L^2，则供试品的含量均匀度符合规定；若 $A^2 + S^2$＞0.25 L^2 则不符合规定。

当 A＞0.25 L 时，若 A + 1.70 S ≤ L，则供试品的含量均匀度符合规定；若 A + 1.70 S＞L，则不符合规定。

注：上述公式中L为规定值。依照2020年版《中华人民共和国药典》第四部中含量均匀度检查法（通则0941），透皮贴剂相应的L值为25.0。

6. 微生物限度

依照2020年版《中华人民共和国药典》四部中非无菌产品微生物限度检查法进行考察，包括微生物计数法（通则1105）、控制菌检查法（通则1106）及非无菌药品微生物限度标准（通则1107）。凝胶贴膏应符合规定，橡胶贴膏每10cm²不得检出金黄色葡萄球菌和铜绿假单胞菌。

（二）贴剂的制剂评价

根据2020年版《中华人民共和国药典》四部制剂通则中要求，贴剂应进行以下相应检查。

1. 黏附力

应按照2020年版《中华人民共和国药典》四部中黏附力测定法（通则0952）测定，方法同贴膏剂。

2. 含量均匀度

应按照2020年版《中华人民共和国药典》四部中含量均匀度检查法（通则0941）进行测定，方法同贴膏剂。

3. 重量差异

中药贴剂按如下重量差异检查法测定，应符合规定（进行含量均匀度检查的品种，可不进行重量差异检查）。除另有规定外，取供试品20片，精密称定总重量，求出平均重量，再分别称定每片的重量，每片重量与平均重量相比较，重量差异限度应在平均重量的±5%以内，超出重量差异限度的不得多于2片，并不得有1片超出限度1倍。

4. 释放度

溶出度是指药物在规定条件下从制剂中溶出的速率和程度，在贴剂、贴膏剂以及缓控释制剂中也称释放度。贴剂的释放度可采用桨碟法与转筒法2种方法进行评价。

桨碟法：分别量取溶出介质置各溶出杯内，实际量取的体积与规定体积的偏差应在±1%范围之内，待溶出介质预温至32℃±0.50℃，将供试品固定于两层碟片之间（图3），溶出面朝上，尽可能使其保持平整。再将网碟水平放置于溶出杯下部，并使网碟与浆底旋转面平行，两者相距25 mm ± 2 mm，按品种正文规定的转速启动装置。在规定取样时间点，吸取溶出液适量，及时补充相同体积的温度为32℃ ± 0.50℃的溶出介质，滤过，按照各品种项下规定的方法测定，评价贴剂释放度。

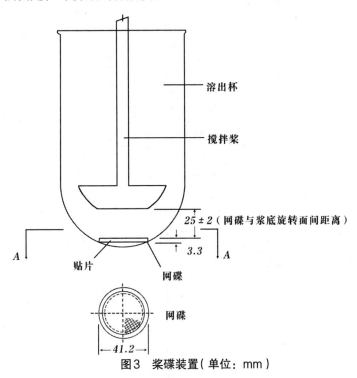

图3　桨碟装置（单位：mm）

　　转筒法：分别量取溶出介质置各溶出杯内，实际量取的体积与规定体积的偏差应在 ± 1%范围之内，待溶出介质预温至32℃ ± 0.5℃，除去供试品的保护套，将有黏性的一面置于一片铜纺上（图4），铜纺的边比供试品的边至少大1cm，将供试品的铜纺覆盖面朝下放置于干净的表面，涂布适宜的胶黏剂于多余的铜纺边。如需要，可将胶黏剂涂布于贴剂背面。干燥1分钟，仔细将供试品涂胶黏剂的面安装于转筒外部，使供试品的长轴通过转筒的圆心。挤压铜纺面除去气泡。将转筒安装在仪器中，试验过程中保持转筒底部距溶出杯内底部25mm ± 2mm，立即按品种正文规定的转速启动仪器。在规定取样时间点，吸取溶出液适量，及时补充相同体积的温度为32℃ ± 0.5℃的溶出介质，滤过，按照各品种项下规定的方法测定，评价贴剂释放度。

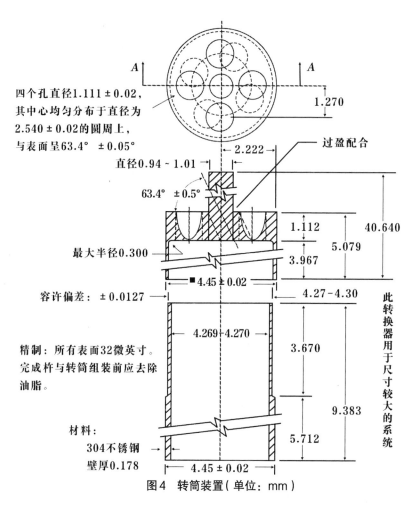

四个孔直径1.111±0.02，其中心均匀分布于直径为2.540±0.02的圆周上，与表面呈63.4°　±0.05°

直径0.94～1.01

63.4°　±0.5°

最大半径0.300

容许偏差：±0.0127

精制：所有表面32微英寸。完成杆与转筒组装前应去除油脂。

材料：
304不锈钢
壁厚0.178

图4　转筒装置（单位：mm）

5. 微生物限度

应按照非无菌产品微生物限度检查，包括微生物计数法、控制菌检查法、非无菌药品微生物限度标准检查，方法同贴膏剂。在贴剂与贴膏剂微生物限度检查中应注意供试品控制菌检查中所使用的培养基应进行适用性检查，供试品的控制菌检查方法应进行方法适用性试验，以确认所采用的方法适合于该产品的控制菌检查。若检验程序或产品发生变化可能影响检验结果时，控制菌检查方法应重新进行适用性试验。

（三）体外透皮研究方法

目前评价脐贴体外经皮渗透性能的常用方法是扩散池法。体外透皮研究应尽可能模拟在人体的情况，实验皮肤的处理、扩散池和接受液的选择、接受池漏槽状态的维持以及温度的控制，是体外透皮研究正确反映药物经皮渗透情况的关键。

1. 皮肤的选择与处理

体外透皮研究以取自临床上给药部位的离体皮肤为佳，但人体皮肤样本较难获得，故目前在国内外文献报道中，体外透皮研究所用的皮肤大部分来自健康大鼠、小鼠、豚鼠、裸鼠、家兔与猪。虽然动物皮肤与人体皮肤差别较大，但动物皮肤在现阶段经皮给药制剂的体外评价中仍具有重大意义。人体皮肤对药物的通透性要低于大鼠、小鼠、豚鼠和家兔等动物皮肤，而猪与猴的皮肤与人体皮肤的通透性相近。文献表明[41-43]，小型猪或乳猪皮肤与人体皮肤具有较好的一致性，其原因是两者表面脂质和厚度相似，且实验所切取的猪皮和人体组织在形态学上相近。除了动物皮肤，人工膜亦可用于体外透皮扩散试验。常用的有乙烯–醋酸乙烯共聚物薄膜、壳聚糖、硅橡胶薄膜等。但人工膜与人体皮肤相差甚远，在模拟药物透皮扩散时存在较大缺陷。因此，用人工膜代替离体皮肤，不能通过体外扩散试验来预测药物体内透皮吸收情况。

此外，皮肤除了种属差异和个体差异外，同一个体不同部位的皮肤通透性也有所差异。如温里药在大鼠脐部、背部、胸部皮肤的透皮行为存在显著差异，吴茱萸有效成分在脐部皮肤中的透皮速率显著大于胸部与背部皮肤；补骨脂素醇质体脐部给药可获得较胸部和肩胛部更佳的药物吸收。脐贴的体外透皮研究应以动物脐部或腹部皮肤为首选。

另一方面，实验动物皮肤在体外透皮研究之前需去除毛发，药理学研究常用的脱毛剂（如8%硫化钠溶液）具有较强的碱性，会对皮肤的渗透性有较大影响，进而影响药物渗透的动力学过程，故不建议在体外透皮研究中应用此类脱毛剂。建议采用手工剪毛或者先剪毛再用电动剃须刀剃毛的方法进行脱毛。脱毛后的皮肤，经不同处理方法可获得活性全皮、活性表皮、脱脂全皮、脱脂皮肤、机械脱脂皮肤以及真皮层等多种皮肤样本，以用于不同类型药物透皮机制的研究。

2. 扩散池的选择

扩散池的选择是体外透皮实验的关键因素。目前应用于体外透皮研究的扩散池主要有单室扩散池与双室扩散池2类。其中单室扩散池主要包括Franz扩散池及其改良型，双室扩散池常用Valia–Chien扩散池，见图5。

Franz扩散池为立式扩散池，在半固体制剂的体外透皮研究中应用广泛。其由上下两个玻璃单元组成，上部为供给室，直接与空气接触，下部为接受室，体积约10~12ml。实验时将皮肤角质层朝上固定于两室之间，在供给室中放入受试样品，接受室中盛装接受介质，并放入磁力搅拌子。之后设定转速与恒温水浴温度，于固定时间从接收池中取样，取样后立即补充等体积等温度的空白接受液，并应注意及时排除接受室中的气泡。

　　Valia-Chien扩散池为卧式扩散池，由2个对称的玻璃半室组成，分别为供给室与接受室，半室扩散面直径约0.90cm，半室长约3.80cm，容积3.50~4ml。实验时将皮肤置于两个半室中央，角质层面向供给室，另一侧为接受室，铁夹固定。Valia-Chien扩散池与Franz扩散池的主要区别在于Valia-Chien扩散池的供给室与接受室均为密闭状态，且均有恒温水套层，温度可控；而Franz扩散池的供给室敞开，只能使接受室保持恒温状态。此外，Valia-Chien扩散池所需皮肤面积小，恒温搅拌效果好，适合于较长时间的体外透皮研究。

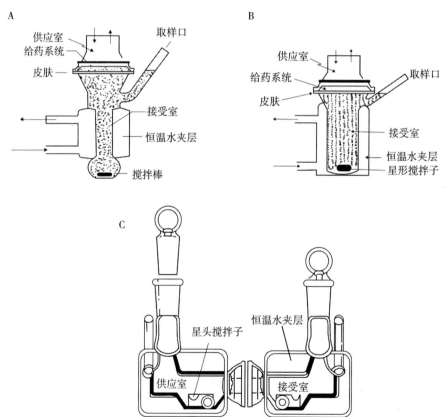

图5　Franz扩散池（A）、改良的Franz扩散池（B）与Valia-Chien扩散池（C）

3. 接受液的选择

理想的接受液应对渗透药物有较大的溶解度，保证接受溶液与给药系统间形成漏槽状态，同时接受液应不改变皮肤生理结构、对药物渗透不产生影响、不影响药物含量测定。目前国内、外常用的接受液有生理盐水、林格液等渗磷酸盐缓冲液等。为防止在长时间透皮实验中微生物腐蚀皮肤，可加入一些不与药物发生相互作用且不影响药物透皮性的防腐剂，如聚乙二醇400、庆大霉素、叠氮化钠等。接受液的筛选可通过测定药物通过皮肤后在不同接受液中的累积透皮量，建立Higuchi方程或Q-T方程，计算透皮速率常数，以透皮速率为指标优选最适宜的接受液。

4. 温度的控制

温度是影响经皮渗透的重要因素。温度升高时，皮肤内细胞膜的流动性增强，毛细血管扩张，局部血流量增加，可促进药物的经皮吸收。在体外透皮研究中，接受液代替了皮肤的微环境，接受液温度升高，可使药物在皮肤内的扩散系数和溶解度增大，透皮速率提高，同时提高温度还可使药物的溶解度增加，加快药物的经皮扩散。因此在体外透皮研究中，应控制并维持适当的温度，以模拟在体的情形，减少实验结果的差异。Franz扩散池的水浴温度常控制在37℃，Valia-Chien扩散池常设定为32℃。

5. 累积渗透量的计算

采集到的体外透皮样本经前处理后，常用荧光分光光度法、液相色谱、气相色谱或质谱等系统检测分析，计算样本中药物的含量，再通过以下公式计算药物在不同时间点的累积渗透量（Q，$\mu g/cm^2$）。

$$Q = \frac{VC_n + \sum\limits_{i-1}^{n-1} V_i C_i}{A}$$

式中，Q为单位面积累积渗透量（$\mu g/cm^2$）；C_n为第n个取样点测得的药物浓度（$\mu g/ml$）；C_i为第i（$i \leqslant n-1$）个取样点测得的药物浓度（$\mu g/ml$）；V为扩散池体积（ml）；V_i为第i次取样的体积（ml）；A为有效透皮面积（cm^2）。

6. 研究实例

高成林等[44]以自制的小儿腹泻脐贴膏为模型药物，以补骨脂素、异补骨脂素为指标成分，采用Franz扩散池与HPLC法，研究小儿腹泻脐贴膏的经皮渗透性；采用D-800LS智能药物溶出仪，研究小儿腹泻脐贴膏的体外释放行为。结果补骨脂素和异补骨脂素24小时内总的累积渗透率为32.88%和

22.23%；贴膏在8小时内能释放90%以上，药物释放符合一级速率方程。小儿腹泻脐贴膏有较好的经皮渗透性和体外释放行为，具有良好的开发前景。

尹兴斌等[45]以丁香酚、桂皮醛的透过量、透过率为评价指标，采用气相色谱法测定含量，选择Franz扩散池离体皮肤法对儿泻康贴膜的丁香酚、桂皮醛透过特性进行了比较研究，结果表明儿泻康贴膜中丁香酚与桂皮醛的累计透过率均较高，28小时内丁香酚累积渗透量为35.90 mg，渗透率75.54%；桂皮醛累积渗透量为2.46 mg，渗透率为79.96%。

蒋俊等[46]考察了4种不同动物皮肤和透皮促进剂不同质量浓度对小儿腹泻脐贴膏的经皮渗透性的影响。以小儿腹泻脐贴膏为模型药物，采用Franz扩散池法，以补骨脂素、异补骨脂素为指标成分，比较大鼠腹部皮肤、家兔腹部皮肤、小鼠背部皮肤以及猪耳廓背面皮肤对小儿腹泻脐贴膏的经皮渗透性的差异，同时比较1%、3%、5%氮酮对小儿腹泻脐贴膏的经皮渗透性的影响。结果大鼠腹部皮肤对补骨脂素和异补骨脂素的24小时累积渗透量均最大，渗透速率最高；氮酮质量浓度为1%时对补骨脂素和异补骨脂素的透皮促进作用最强。提示选择1%的氮酮作为透皮促进剂，且选用大鼠腹部皮肤作为透皮促进剂筛选的皮肤模型时，小儿腹泻脐贴膏的透皮效果最好。

（四）经皮全身给药评价方法

1. 药代动力学研究

随着科学技术的发展，药代动力学的不断成熟，为中药脐部给药的评价提供了必要的手段以及新的研究思路。通过其定性、定量地分析中药化学成分在体内的吸收、分布、代谢、排泄等变化，能够真实反映中药敷脐后有效成分在机体内的作用过程，有助于脐部给药制剂的作用机制与药效物质基础的阐明。

（1）血药浓度法

血药浓度法是经皮给药药代动力学的经典研究方法，可直接测定血药浓度，并通过数学模型拟合，求算药物动力学参数，可用于临床治疗的药物监测，为合理制定给药方案提供依据。如姜绍伟等[47]观察和比较了肛泰主要成分之一盐酸小檗碱经腹部皮肤、直肠和口服给药后在大鼠体内的药动学变化，通过敷脐和直肠单次给予大鼠肛泰，口服给予等量的盐酸小檗碱溶液，采用HPLC法测定了这3种途径给药后不同时间（0~30小时）大鼠血清中小檗碱浓度，为肛泰临床应用提供了动物体内药动学数据。姜丽丽等[48]通过家兔口服胶囊和透皮贴剂交叉试验，分别测定α-细辛醚凝胶贴剂在家兔体内的血药浓度和生物利用度。结果表明 α–细辛醚贴剂的生物利用度显著高于胶囊剂，贴剂与胶囊剂相对生物利用度为1167.60%。

（2）经皮微透析技术

经皮微透析技术是一种将灌流取样与透析技术相结合的动态微量生化取样技术，可在基本不干扰机体正常生命过程的情况下进行在体、实时和在线取样，适合皮肤局部药动学研究，并能间接反映系统用药后的血药浓度。微透析技术具有以下特点：① 连续性取样，可观察到药物浓度在体内的瞬间变化，反映药物在一定时间段的实时情况。② 不影响组织细胞外液（extra-cellular fluid，ECF）中液体平衡，取样量少，既可以对同一组织进行较长时间的连续采样，也可以对同一动物的多个部位进行采样。③ 对取样部位的伤害很小，对机体组织的正常生理功能几乎不产生影响，得到的样品更能反映药物进入人体后的实际变化。④ 可以自动筛选游离型药物，更能有效反映药物在体内真实的药理活性。⑤ 由于半透膜只能允许小分子物质透过，大分子的蛋白质、脂质类物质则被截留，透析液可不经预处理直接进行测定。

近年来，随着微透析技术的不断完善，经皮微透析技术的应用范围日益扩大，成为了脐部给药制剂药代动力学研究的重要手段之一。张永太等[49, 50]采用皮肤微透析技术，运用自制线性探针，对丁桂散脐部给药后有效成分的经皮吸收特征进行了考察，发现有效成分在脐部给药组中的C_{max}与$AUC_{0～t}$均显著高于脐部旁开组与口服给药组。此外，该课题组还对中医临床脐敷疗法常用的温里药，以及温里药中有效成分吴茱萸生物碱、肉桂酸、乌头碱经脐部给药后的经皮吸收作用进行了探索，发现脐部较之对照部位，药物成分的经皮吸收更为迅速，证明了脐部给药可提高药物在皮肤中的吸收分布。

2. 系统生物学研究

近年来，代谢组学等系统生物学技术的引入和发展为中药药效与作用机制的研究提供了新方法与新思路。代谢组学是20世纪90年代末继基因组学和蛋白组学之后发展起来的一门组学学科，其研究对象是生命活动链条下游的代谢物集合（相对分子量<1000）。Nicholson JK[51]将代谢组学定义为"定量描述生物体内源性代谢物的整体及其对内因与外因变化应答规律的科学"。代谢组学分析能够客观反映机体内源性代谢物的整体变化，可灵敏且全面地检测到给药后机体内源性代谢物对药物的反应，分析得到生物体对药物有效性应答产生的整体信息，思路与中医药的整体观、动态观、辨证观相吻合，在中药整体药效评价与机制研究中具有一定优势。

目前，已有学者将代谢组学研究方法运用于脐部给药制剂的疗效评价以及生物标志物的研究中。如陈思伟等[52]运用UPLC/Q-TOF-MS分析技术，以主成分分析法和偏最小二乘判别分析为数据解析手段，对小儿腹泻外敷散敷脐后大鼠尿液中内源性代谢物的整体变化进行分析，发现药物对马尿酸、柠檬酸、α-酮戊二酸、2-氨基苯甲酸、L-瓜氨酸与N-乙酰-5-羟色胺6个标志物有显著影响，提示小儿腹泻外敷散主要通过调节机体肠道生物群代谢、三羧酸循环、色氨酸代谢和精氨酸代谢异常，使机体能量代谢、肠道代谢和主要神经递质水平恢复正常，从而缓解腹泻症状。陈云明等[53]以代谢组学方法研究小儿腹泻外敷散敷脐治疗番泻叶所致腹泻大鼠的作用机制，初步确认了11个生物标志物。此外，亦有将代谢组学技术应用于灸脐等脐疗方法作用机制的研究报道[54-57]，而系统生物学技术在脐贴的药效评价与作用机制研究中的应用仍较少，尚处于起步阶段。张恺等[58]采用代谢组学方法探索了消胀贴膏经脐部给药对肝硬化腹水大鼠内源性代谢物的影响。在血清中筛选鉴别了14个生物标志物，在尿液中指认了22个生物标志物，主要涉及氨基酸代谢、能量代谢、脂质代谢、糖代谢，以及辅酶因子与维生素代谢等代谢通路。该研究通过对生物标志物代谢途径与药效指标的综合分析，发现消胀贴膏的作用机制主要是通过调节氨基酸代谢及其代谢产物的水平，进而改善机体胃肠动力障碍，促进肝硬化腹水的消退。此外，该研究将代谢组学结果与多组分PK-PD模型相结合，阐明了消胀贴膏经脐部给药的优势体现在可显著提高有效成分在皮肤和血液中的C_{max}与AUC_{0-t}，并增强有效成分作用于生物标志物的E_{max}与EC_{50}，为脐贴的疗效评价与作用机制研究提供了新的思路。

第四节　增加脐贴透皮吸收的方法

目前，增加脐贴透皮吸收的方法主要为利用促透剂或物理方法促进皮肤对生物大分子药物的吸收。其中促透剂又包括化学促透剂与天然促透剂2类。促透剂本身不具有药理作用，但能促进透皮吸收作用，使药物渗透吸收量大幅度提高。同时促透剂具有稳定的理化性质，与制剂有效成分不产生配伍禁忌，能够可逆地降低皮肤屏障作用。物理促透则是通过物理方法改变皮肤或者药物特性进而促进药物的透皮吸收，常用的物理促透方法包括离子导入法、超声促透法、电致孔法、微针等。

一、促透剂

皮肤对大多数药物是一道难以越过的屏障，因此提高药物穿透皮肤的效率可以提高脐部给药系统的疗效。促透剂能够在不损伤任何活细胞物质的情况下，可逆性地改变皮肤角质层的屏障功能。理想的促透剂应具有以下特点。

（1）无药理活性。

（2）无毒、无刺激、无变态反应。

（3）作用迅速、可预测。

（4）移去时，皮肤屏障可迅速且完全恢复。

（5）皮肤的屏障功能只单向降低，内源性物质不能通过皮肤扩散损失。

（6）与药物或药用辅料无配伍禁忌。

（7）为药物的良溶剂。

（8）在皮肤上宜于铺展且无不适现象，与皮肤相容性好。

（9）价廉、无臭、无色、无味。

完美的促透剂并不存在，但已有许多化合物具备上述的某些特性。促透剂的一般使用原则是：亲水性药物使用亲脂性促透剂，亲脂性药物使用亲水性促透剂。但中药制剂成分复杂，需根据具体药物组成情况进行应用。在中药脐部给药制剂中将促透剂分为化学促透剂和天然促透剂2大类，化学促透剂包括亚砜类、氮酮类、吡咯酮类、醇类、表面活性剂类、脂肪酸类、磷脂类等；天然促透剂包括冰片、薄荷脑、中药挥发油类。

（一）化学促透剂

1.亚砜类

亚砜类促透剂主要包括二甲基亚砜和癸甲基亚砜。二甲基亚砜是最早被使用的促透剂，具有强力的渗透促进效果，有"万能溶剂"之称，可与绝大多数溶剂相混溶。主要作用机制：① 破坏角质层细胞间脂质的有序排列，使脂膜流动性增加。② 脱去角质层的脂质、脂蛋白，改变皮肤物理结构。二甲基亚砜在浓度达60%及以上时才能发挥较好的促渗效果，而高浓度的二甲基亚砜能使皮肤的角质层分层、角蛋白变形，产生红斑、水疱等不可逆的皮肤损伤。

故对二甲基亚砜进行结构改造，以降低自身毒性。可以得到一系列烷基甲基化合物，其中癸甲基亚砜促透效果最好，极大地减少了二甲基亚砜的缺点，对皮肤的毒性和刺激性很小。癸甲基亚砜对亲水性化合物作用较好，主要作用机制为：① 与角质层蛋白作用，产生水性通道。② 与脂质相互作用，增加其流动性。

2. 氮酮类及其类似物

1976年美国一家公司从一系列N–炔基氮杂环酮类化合物中开发出了一种新型渗透促进剂——氮酮，又名月桂氮卓酮，这是第一个专门为促进皮肤渗透皮肤而研发的化合物。此后，氮酮类似物逐渐被开发出来。月桂氮卓酮无毒、无色、无味、无刺激性，可溶于乙醇、丙二醇、丙酮、正己烷、三氯甲烷、乙醚等大多数溶剂，难溶于水。我国卫生部于1987年以辅料一类批准氮酮生产。氮酮应用较为广泛，是目前公认优良的渗透促进剂，其对亲水性药物的促渗作用优于亲脂性药物。氮酮的最佳使用浓度为0.1%～5%，且增加浓度不会增强渗透促进效果，反而可能会较低效果，其促渗效果缓慢，使药物不同滞后时间在2～10小时不等，但作用时间可长达几天。氮酮具有相当的亲脂性，常与极性化合物丙二醇并用，发挥协同应用；丙二醇可提高氮酮在皮肤角质层的溶解度，从而提高氮酮的作用时间和作用强度。氮酮类及其类似物促透剂主要作用机制为：① 氮酮能深入皮肤角质层，使细胞间脂质排列有序性下降，脂质双分子层的相转变温度降，流动性增加，即增加皮肤穿透性。② 氮酮能与角质层细胞间隙脂质相互作用，并脱去脂质，形成孔道，降低药物的扩散阻力。③ 氮酮能增加角质层的含水量，使角质层蓬松胀大，细胞间隙扩大，药物在角质层/基质间的分配系数增大，有利于药物在角质层形成储库。

3. 吡咯酮类

吡咯酮类的促透剂主要包括2–吡咯酮、1–甲基–2–吡咯酮、5–甲基–2–吡咯酮、1，5–二甲基–2–吡咯酮等。这类促透剂对亲水性药物的渗透促进效果优于亲脂性药物，渗透促进效果与氮酮类似，具有毒性小、用量少、渗透作用强的特点。吡咯酮类促透剂的渗透促进效果与使用的溶剂（载体）有关。当应用浓度过高时，也会产生红斑、疼痛等毒性反应。吡咯酮类的作用机制具有浓度选择性，低浓度时选择性地分配进入角蛋白；高浓度时，影响角质层脂质流动性并促进药物在角质层的分配。吡咯酮类促透剂对亲脂性药物的促渗作用与1位取代的烷烃链长有关，碳链越长渗透促进作用越强。

4. 醇类

醇类促透剂分为短碳链醇（C2—C5）和长碳链醇（C10—C26）。短碳链醇常用的有乙醇、丙二醇、异丁醇等，长碳链醇常用的有正十二醇、正辛醇等。醇类促透剂的渗透促进效果与其碳链长度有关，效果先随着碳原子数呈正向增长，到达峰值后，效果与碳原子数呈反向增长，研究结果显示C10的雌二醇渗透促进效果最好。短碳链醇皮肤吸收快，高浓度下有较好的渗透促进作用，但对皮肤有刺激性，会致使皮肤角质层脱脂和脱水，因此在贴剂中主要作为溶剂增加药物在角质层中的溶解度。为达到较好的促透效果，常将醇类促透剂与其他促透剂联合使用，起到协同效果，如乙醇和甘油、丙二醇和油酸、丙二醇和氮酮、异丙醇和异丁醇等。长碳链醇具有疏水性，相对于较短碳链醇，其渗透促进效果强，用量少。醇类促透剂主要作用机制为：① 作为溶剂增加药物在角质层中的溶解度。② 脱去角质层脂质，破坏角质层完整性。③ 渗入角质层脂质，影响其排列有序性。

5. 表面活性剂类

在中药经皮给药制剂中常用的表面活性剂主要为非离子型表面活性剂，如吐温-80、司盘-60、卵磷脂、泊洛沙姆、卡波姆等。非离子型表面活性剂对皮肤刺激性小，能够乳化皮肤表面皮脂，改善药物在皮肤与基质中的分配，而促进渗透。这类促透剂的渗透促进效果，取决于表面活性剂的物理状态和在皮肤中的浓度。只有表面活性剂溶解进入皮肤角质层才能产生渗透促进作用，且浓度越高，作用越大。当表面活性剂到达临界胶团以上浓度时形成胶束，药物在其中游离型、结合型、胶束型的分配不同也影响渗透促进效果，因此这类化合物对皮肤作用复杂，为达到最佳效果，必须综合考虑药物、促透剂等各方面因素。表面活性剂类促透剂主要作用机制为：① 使角质层脂质排列无序化。② 乳化皮肤表面脂质，改善药物在角质层的分配。

6. 脂肪酸类

这类促透剂中最常用的是油酸、肉豆蔻酸异丙酯、油酸或月桂酸的甲酯或乙酯，其结构构型、烃链长度、饱和度、顺式/反式等都影响渗透促进效果。

油酸是很常用的渗透促进剂，为无色油状液体，与皮肤中的脂肪酸结构类似，其结构中的双键对角质层结构产生影响，从而促进脂质途径药物吸收，在中药经皮给药中常单独使用。油酸与丙二醇、乙醇联用具有协同作用，丙二醇、乙醇作为溶剂可增加油酸在角质层中的分配量，从而增加油酸对角质层的作用时间和作用强度。它的常用浓度＜10%，在浓度＞20%时会产生皮肤损伤，引起红斑和水肿。油酸主要作用机制为：① 相似细胞脂质结构，使其插入脂质中，结构中的不饱和疏水链的顺式不对称的空间构型，使脂质分子层产生扭转效应，影响脂质分子的有序排列，增加膜脂流动性。② 降低角质层脂质双分子层的相转变温度，使膜脂运动自由度和流动性增加。③引起角质层脂质固-液相分离和晶型转变。④增加药物在角质层的分配。

肉豆蔻酸异丙酯也是常用的促透剂，毒性低、具有较好的皮肤相容性，与吡咯酮类联用时可大大降低后者起效浓度，减少毒性。脂肪酸类促透剂主要作用机制为：①可穿透角质层，破坏脂质排列而增加膜脂流动性。②影响药物在基质与皮肤间的分配。

7. 磷脂类

磷脂类化合物常用的有卵磷脂、豆磷脂、磷脂酰甘油、磷脂酰乙醇胺等，常用于制作皮肤局部给药的脂质体。磷脂与皮肤角质层脂质有高度的相似性，能增加药物在角质层或表皮的积累，从而增强药物的对皮肤局部的治疗作用。磷脂类促透剂主要作用机制为：①促进药物从机制中释放，增加药物在皮肤中的扩散。②作用于角质层细胞膜脂质，改善其通透性。

（二）天然促透剂

1. 冰片

冰片是龙脑香科植物龙脑香的树脂和挥发油加工品提取获得的结晶，具有提神醒脑、芳香开窍的作用。冰片为小分子倍半萜类，脂溶性强，能促进药物渗透通过皮肤、胃肠道黏膜、鼻黏膜和血-脑屏障，是现在较常用的有效的天然促透剂。冰片具有镇痛、抗菌抗炎、舒张血管的作用，在中药制剂中和其他药物联用时，可增加药物效应、减少药物不良反应。在一定范围内，冰片的促透作用随着浓度的增加而增加，且其主要作用于角质层，对除去角质层的皮肤无促透作用，主要机制是促进药物在角质层扩散，改变脂质分子的排列，增加膜脂流动性。

2. 薄荷醇

薄荷醇又名薄荷脑，是唇形科植物薄荷挥发油中的主要成分。薄荷醇具有消炎、祛风、镇痛、止痒的外用功效，是一种被广泛应用的天然促透剂。许多研究表明，薄荷醇促透效果好、起效滞后时间短、毒性小，其对亲水性、亲脂性的药物均有良好的促透效果，在中药经皮制剂中起到"药辅合一"的作用。有报道指出，3%浓度的薄荷醇可显著促进不同logP值的药物有效成分的经皮吸收，促透效果明显，呈浓度依赖性，且对logP值较低的药物经皮促透效率更高[59]。它的促透作用机制主要为：①与角质层脂质中胆固醇有较好的亲和力，增大了胆固醇分子对膜流动性的贡献。②破坏脂质分子间紧密的氢键网络，降低其屏障功能。

3.中药挥发油类

中药挥发油类多为萜烯类化合物，是一种简便、高效、安全的促透剂。这类物质多具有理气、镇痛、祛风和开窍功能，且有一定的促透作用，中药挥发油类促透剂的主要来源于解表药、理气药和开窍药。有研究发现挥发油类的渗透促进作用与中药药性有关，促透效果较好的多为辛味药材，且阳性药性有利于中药挥发油渗透促进，五味对渗透效果影响较小，四气和归经对渗透效果影响显著[60]，四气影响最大。有报道称中药挥发油中不同成分与中药药性四气、五味存在相关性，四气与单萜、单萜与芳香族复合物2种成分具有相关性，五味与单萜、倍半萜、倍半萜氧化物、芳香族挥发油4种成分具有相关性，可见中药挥发油的促透效果和中药药性具有一定的相关性和规律性[61]。四气中温、热两气对辛味中药挥发油促渗效果影响显著，辛热的渗透促进作用优于辛温；辛苦味、归脾经的中药挥发油可能具有较强的促透效果。艾叶、当归、川芎、蛇床子、丁香、细辛、草果、肉桂、白芥子、羌活、吴茱萸、苍术、连翘籽、广藿香、八角茴香、肉豆蔻、辛夷、积雪草、高良姜、茴香、干姜、白豆蔻、砂仁、荜澄茄、石菖蒲、橘皮、防风、云木香、温郁金、沉香、荆芥等的挥发油单独应用均具有不同程度的促透皮吸收作用，挥发油的促透质量分数一般为0.50%～10%，增渗倍数可达0.85～110.48倍。中药挥发油促透的主要作用机制为：① 扰乱角质细胞间脂质的有序排列或直接抽提角质层脂质成分，如桉树油、茶树油、松节油等。② 与角质蛋白相互作用，破坏其致密结构，降低其屏障阻力，如黑小茴香油。③ 提高角质层的溶解性能，改善药物在其中的分配，如益智挥发油、百里酚、香芹酮。④ 提高皮肤组织电导率，打开角质层极性通道。

二、物理促透方法

（一）离子导入法

离子导入法是将低电压的正负电极贴在皮肤表面，在电流的影响下，增强药物尤其是离子型药物的透皮速率和效率，将离子型药物由点击定位导入皮肤，进入组织或体液循环的方法。阳离子药物在阳极处透过皮肤，阴离子药物在阴极处透过皮肤，中性离子在电渗流作用下也可透过皮肤。

离子导入经皮给药技术已有200多年的历史。1833年，Fabré –Palaprat报道了从皮肤导入碘化钾的实验，并在尿中检测出碘离子，表明电流可以促进药物透过皮肤。1900年，Leduc使用40～50mA的电流，将士的宁从阳极导入家兔体内致使家兔死亡，而从阴极导入，则不起作用，证实离子导入的药物与阴阳电极有关，既可以发挥局部作用，也可产生全身性的作用。1936年离子导入法正式开始临床治疗应用，但大都是局部治疗，如用离子导入法治疗多汗症。1950年O'Malley利用离子导入将^{32}P导入小鼠皮肤，结果表明放射性物质在组织中的含量与电流强度、作用时间呈正比关系。在1957—1967，离子导入法被用于将局部麻醉药、金属离子和非金属离子、甾体化合物和血管紧张素应用于局部皮肤或全身疾病的治疗。近年来，大分子化合物（胰岛素、血管加压素、促甲状腺激素释放激素等）的离子导入研究成功，丰富了透皮给药的方法，促进了经皮给药的发展。离子导入法改变了传统中药贴剂的作用方法，为中药贴剂的发展带来了新的希望。

瑞典化学家Arrhenius创立的电离理论解释了离子导入经皮给药的原理。溶液中连通直流电时，阴离子在直流电场的作用下向阳极移动，阳离子向阴极移动，呈中性的大分子化合物由于自身基团解离带电或吸附溶液中的离子而带电向异性电极方向移动。因此离子经皮导入作离子导入的促渗机制可分为以下几点。

1. 电斥作用

皮肤的角质层是不良导体，角质层下的细胞外液和血液具有高度导电性。当皮肤上加电压后，在角质层两侧产生电压降，这个电压降即是药物通过皮肤转运的主要动力。在电斥力的作用下，离子型药物通过导电性通道转运进入皮下微循环系统，阳离子药物被阳极排斥透过皮肤，阴离子药物被阴极排斥通过皮肤，中性物质不受电斥作用。

2. 电渗作用

在一个荷电的多孔膜上加一定电压，则膜两侧液体产生定向移动，这种现象称为电渗。皮肤在生理状态下相当一个荷固定的多孔膜，离子导入时对皮肤加电压产生电渗现象，浓度极化形成电渗流，带动水合离子的移动。电渗流具有方向性，与皮肤的电荷、电极极性和转运物质性质有关。当介质pH大于皮肤等电点时，皮肤为负电，电渗流方向与电流方向一致从阳极流向阴极，有利于阳离子、中性离子的阳极转运，而对阴离子的作用与电斥力相反而促渗量增加不明显；当介质pH小于皮肤等电点时，皮肤为正电，电渗流方向与电流方向相反从阴极流向阳极，有利于阴离子、中性离子的阴极转运，而对阳离子的作用与电斥力相反而促渗量增加不明显。在对离子转运时，必须综合考虑电渗流作用和电斥作用的方向及大小。由于电渗作用和电斥作用的相互作用，使得阴阳离子渗透增加不对称，对于带负电的皮肤来说，阳离子的渗透效率大于阴离子。

3. 电流诱导作用引起皮肤通透性增加

电流诱导作用引起皮肤通透性增加，是指在离子导入过程中，皮肤上整体应用的电流密度很低，但电流孔道处的电流密度较大，引起皮肤结构改变，增加了皮肤渗透性。有报道指出离子导入能使皮肤屏障上的孔道扩大或生成新的孔道，从而解释了离子导入对非离子型亲水性药物的离子导入促渗作用[62]。电流引起的皮肤结构改变具有可逆性，其产生机制包括触发通道机制、电致孔理论、高密度电荷引起膜局部形变变薄产生孔道、电流引起角质层细胞脂质有序性降低等。电流强度和应用时间决定了孔道形成的大小与数量。一般情况下，电流强度越大，作用时间越长，皮肤渗透性增加越多。皮肤通透性增加后，电渗流作用随之增强。

离子导入系统由4部分组成：电池、控制线路、电极和贮库。即有一个阳极，一个阴极，两个胶性贮库（一个贮库含有药物离子，另一个含生理相容的盐类溶液如NaCl）。距离接近的一对电极放在皮肤上，电极之间产生电流趋动带电荷药物分子离开贮药电极进入皮肤，一般选择Ag/AgCl作电极材料。药物的离子导入过程包括药物的被动扩散和电场对药物的促透作用，因此促透效率受电学因素（包括电流强度、连续与脉冲电流、电流波形、频率和作用时间）、贮库溶液（溶液pH值、供应室缓冲液组成、接受室溶液组成与浓度）、药物性质（药物所带电荷、药物分子量、药物浓度）等的影响。

（1）电学因素

① 电流强度 药物离子的导入量受电流强度和作用时间直接影响。通常情况下，离子导入量随着电流强度、作用时间的增大而增大。根据法拉第定律，在电场作用下，离子稳态流量与电流强度呈正比。临床应用上可通过调节电流强度控制药物透皮量的大小，但实际应用应考虑电流对皮肤的刺激性或损伤。皮肤的耐受阈值为$0.50mA/cm^2$，通常直流电密度设定在$\leq 0.50mA/cm^2$，通电时间≤ 30分钟。

② 连续与脉冲电流 根据皮肤的电学特性，连续直流电流应用于皮肤，发生电化学极化，极化作用减弱电场，导致离子导入效率降低，其降低作用与直流电应用时间呈正比。脉冲电流可以避免皮肤的电化学极化。占/空比决定每个脉冲周期皮肤极化和去极化时间，选择适合的脉冲频率和占/空比，即可使皮肤上不剩余极化电荷。因此相同电流强度下，脉冲电流比直流电流更

有效。

　　③频率　皮肤阻抗影响药物透过量，皮肤阻抗低，消耗能量小，药物透过量多。频率主要影响皮肤角质层的阻抗，即随着频率的增加，角质层阻抗减小。不同频率具有不同的占/空比，选择合适的频率和占/空比，即可使皮肤阻抗最小，离子导入最优化。

　　（2）贮库溶液

　　①溶液pH值　溶液pH值影响药物的解离程度。相同情况下，药物的解离程度越高，导入量越多。对于蛋白质、多肽类的中性分子，pH变化对其离子导入量影响最大，溶液pH值决定这些物质的荷电性；而溶液pH对于两性的离子化合物的影响非常复杂，在不同pH溶液中药物可以呈现阳离子、阴离子和两性离子形式。因此应综合实际情况，选择适合的pH导入药物，取得较优的渗透率。另外，溶液pH也影响皮肤表面的固定电荷密度及电性，引起皮肤渗透选择性改变，而改变电渗流方向，从而影响离子导入量。皮肤的等电点为pH 3~4，当溶液pH<3时，皮肤荷正电，电渗流方向从阴极到阳极；当溶液pH>4时，皮肤荷负电，电渗流方向从阳极到阴极。

　　②供应室缓冲液组成　单独的药物溶液所产生的离子浓度不足以产生适宜的电解质，以增加其导电性。为了调节pH符合生理条件和减少水电解所引起的pH变化，许多研究都采用了缓冲液。缓冲液中往往存在各种竞争离子，如Na^+、K^+、Cl^-、Ca^{2+}等离子的存在，与药物离子产生竞争现象，大大降低药物离子的迁移数，从而降低药物离子的导入量，这种作用随着盐浓度的增加而增大。离子强度也影响电渗流大小，溶液中离子强度增加，电渗流减小。因此，在保证足够缓冲容量或导电性的前提下，应尽量降低缓冲液离子强度或盐浓度。

　　③接受室溶液组成与浓度　研究发现[63, 64]，对于阳极导入接受室溶液中影响离子导入速度的是阴离子，同阳离子种类和接受室离子强度无关。接受室溶液浓度不同，阳极导入速度不同。这可能是因为随着接受室溶液浓度的降低，皮肤两侧电阻增加，在电流强度恒定的情况下，电势差也增加，离子导入速率也相应地增加。但离子导入速率和接受室阴离子浓度并不是线性关系。

　　（3）药物性质

　　①药物所带电荷　理论上药物电荷与离子导入的给药速率呈正比。导电性越好的药物，离子导入效率越高。相同浓度下，一价离子较多价离子在电场中迁移较快，具有较高的离子导入效率。对于生理pH荷负电的皮肤，药物不宜荷过多正电荷，以免被皮肤吸附而改变皮肤荷电状态，从而影响电渗流，

降低离子导入量。

② 药物分子量　药物分子量不是离子导入的决定因素。研究表明，渗透速率一般随着分子量的增大而减小[65, 66]，这可能是因为分量越大，越难以通过孔道。药物分子摩尔体积为150cm³/mol时为最佳条件[66]，但一些大分子药物（胰岛素、核苷酸等）并不是随着药物的分子增大而减少。

③ 药物浓度　药物离子导入速率随着药物的增加而增加，但有研究指出药物浓度不影响增渗倍数[67]。药物浓度与透过量不成线性变化，离子导入过程中药物的转运动力是皮肤两侧的电压降。药物在皮肤中能够形成贮库，所以在实际应用中，应选用合适的药物浓度，尤其是剧毒药物。

离子导入法可发挥中药多成分、多靶点、多效应的优势，有效地促进药物经皮吸收。目前已经在一些疾病上取得了较好的疗效，但离子导入给药系统的产品大都处于实验阶段。这种给药系统应用于中药脐部给药仍存在一些问题，如：药物传递量较小，大剂量药物不适用；如何实现精密而小巧的仪器，电流和电压的稳压可控；温度及电流强度的设定对不同疾病无具体标准；如何减少或避免皮肤灼伤、刺激等。随着对离子导入的研究深入及科学技术的发展，离子经皮导入给药系统会越来越发挥重要的作用。

（二）超声促透法

超声促透法是利用超声促进药物经皮肤或黏膜吸收以达到治疗效果的给药方法。1954年Fellinger和Schmidt通过超声导入氢化可的松膏成功治疗了手指多发性骨关节炎。20世纪90年代，一些学者发现低频超声（20kHz～100kHz）对药物具有促渗作用，可有效地促进小分子物质通过皮肤进入体内[68, 69]，使得超声导入法进入了一个新的时期。

现在有关超声促透法的作用机制仍未完全清楚，主流认为超声促透法的作用机制有空化作用、热效应、声微流效应、机械效应、层膜效应等。

1. 空化作用

空化作用是超声促透法的主要作用机制，指超声波在介质传播中，气体空泡形成、扩张、收缩以及崩解的过程。介质中的液体分子振动，分子的平均距离随分子的振动而变化。当其超过保持液体作用的临界分子间距时，就会形成空泡（空化）。空泡崩解的同时释放能量，从而导致周围组织的结构变化。空化作用可发生在皮肤内外，在皮肤内主要在角质层。角质细胞内细胞间质含水量较大，因此空泡容易在角质细胞内产生。同样在皮肤外液体介质中亦能产生空化作用，一是超声产生冲击波作用于皮肤表面，使皮肤溶蚀，导致皮肤通透性增加；二是空泡的振动与破裂，在皮肤—溶液界面产生声微流，增加皮肤的对流转运。在超声波的作用下，皮肤内角质细胞内的脂质双分子层结构排列变得无序化，使水进入无序化的脂质区域形成水性通道，药物通过这些通道要比通过正常的脂质双分子层结构速度快得多。因此，超声促透药物的速度要比被动扩散快，也可促透大分子物质。在一定范围内，超声强度越大，空化作用越明显，但强度太大可能增强对皮肤的溶蚀作用。

2. 热效应

即致热效应，是指介质因吸收超声波在传播过程中衰减的能量而使其温度升高的现象。在一定超声频率下，介质温度与超声强度和作用时间呈正比。介质温度的升高使皮肤中药物的扩散系数增加和皮肤角质细胞内脂质双分子层结构发生紊乱，致使药物的渗透速率增加。热效应不是超声促透法的主要作用机制。

3. 声微流效应

声微流效应是指超声作用后，由于空化气泡的振动和超声的扩散，多孔介质暴露在声场中所产生的液体流动现象。相邻的组织结构会因为声流作用而产生剪应力，这会引起药物对流转运的加快，特别是以皮肤、汗腺、毛囊为通道的对流运输。

4. 其他效应

机械效应、层膜效应、衰减效应、脂类萃取效应等也是超声促透法的作用机制，但这些机制大都重要性较小或可归因于空化作用。

超声促透法的效率与超声波频率、超声波强度、应用时间、应用程序、耦合剂/接触剂等有关。超声波能量传递进入活性组织的深度与频率成反比，低频超声波穿透力强，应用频率一般为 20kHz ~ 10MHz；超声强度越高，皮肤温度越高，强度过高会对皮肤产生损害，因此要根据实际应用情况选择合适的超声强度；超声应用实践越长，促渗作用越强，但应根据实际情况选择合适的时间，避免皮肤温度过高；超声波可以连续方式和脉冲方式应用，脉冲方式可减少皮肤致热，增加超声应用时间和强度；良好的耦合剂应有与水相近的吸收系数，且不染色、无刺激、干燥缓慢，对气体溶解能力小，在体温下可保持糊状或凝胶状态，常用的有矿物油、矿物油与甘油混合物、水与丙二醇混合物、软膏等。此外，药物性质、药物浓度、皮肤部位也影响超声促透法的效率。

现阶段超声波促透技术的安全性未得到系统的验证，限制了其进一步的发展。超声促透仪的生产、使用标准、实验标准尚未建立，也无专门用于透皮给药的超声促透仪，因此有必要设计出专门用于透皮给药的微型超声导入仪，以实现控制给药速度、程序化给药。

（三）电致孔法

电致孔法是采用瞬时的高电压脉冲电场在细胞摩登脂质双分子层形成暂时的、可逆的亲水性孔道而增加细胞及组织膜的渗透性的过程。20世纪70年代末苏联科学院生物化学研究所Chizmadzher YA首先观察到电致孔现象并提出了其理论，主要应用于细胞生物学和生物工程学，将大分子化合物如质体、DNA等导入细胞，实现细胞融合和基因转染等。1992年，在国际生物活性物质控制释放学术会议上Weaver JC和Langer R两位教授领导的联合研究小组首次发表了"电致孔透皮给药法"的报告，引起了国际药学界的极大关注，同年被控制释放学会评委最佳药物学术论文。此后，有关电致孔法透皮给药的研究与报道越来越多，越来越深入。

电致孔法是相对较新的透皮给药技术，为一些采用传统被动扩散力和离子导入法无法实现透皮给药的药物，带来了新的曙光，有望达到理想的促渗效果。电致孔透皮给药具有以下优点。

（1）电致孔法采用瞬时高电压脉冲，对皮肤无损伤，形成的孔道是暂时、可逆的。

（2）电致孔法透皮给药起效快，没有离子导入法和化学药物促透法透皮给药的滞后效应。

（3）电致孔法可打开皮肤新的通道，增加药物透皮效率，与离子导入法、超声波法并用时，可极大提高离子导入法的透皮给药速率。

（4）调节电致孔法的脉冲电压的电力学参数（即脉冲电压、脉冲宽度、脉冲数等）以及药物和溶液的理化性质，可实现药物的程序化给药。

（5）电致孔法应用范围广，即可增加小离子、中等大小分子、大分子及纳米球、微球、微乳的渗透，也可用于脂溶性药物、水溶性药物、荷电分子和中性分子的经皮给药，方便了复杂的中药制剂透皮渗透。

皮肤的电致孔可分为2个步骤，首先外加电场的顺式脉冲电压产生可渗透的孔道，其次依靠脉冲时间和脉冲数维持或扩大渗透孔道和分子在电场力下的转运。电致孔法增加皮肤渗透性的机制尚未完全阐明，但现在研究表明与下述理论有关：应用瞬时电脉冲改变皮肤角质层脂质分子的定向排列，形成可渗透的孔道，脉冲电场结束时，孔道关闭，皮肤渗透性可逆地恢复；电致孔法透皮给药除了增加了皮肤渗透性，荷电分子也受到电场力的作用，在电场力的驱动下运转，外加脉冲电场的电学参数和药物的理化性质决定了两者何者为主。一般来说，对不荷电荷或荷弱电荷的分子，扩散占主导作用；而对荷电量较大或亲水性较强的化合物，则电驱动占主导地位。电致孔引导的分子转运通常被认为是通过电场诱导产生的亲水性通道实现的。而 Pliquett 等则认为电场和局部强电流密度引起的热效应产生角质层相变是通透性增加的主要原因[70]。

电致孔仪通常包括高电压电源、电容、高电压开关、可对参数进行设定的控制系统和电极 5 个部分。电致孔的脉冲波形主要有指数衰减波和方波，指数衰减波较常用。影响电致孔法透皮的因素如下。

1. 脉冲电压

脉冲电压是决定药物点指控透皮流量的主要因素。当施加在皮肤上电压小于 100V 时，主要是离子导入，当大于 100V 时，则以电致孔为主。脉冲电压大，皮肤上的电压也大，产生的电致孔越多，药物的透皮量越大。

2. 脉冲数

在一定范围内，药物的渗透量随着脉冲数的增加而增加。

3. 脉冲时间

脉冲时间是指每个脉冲周期电压下降 37% 所需的时间。脉冲时间与回路电阻和电致孔仪的电容有关，等于二者乘积。当电容高时，电压在低压范围变化，脉冲时间长；当电容低时，电压在高压范围内变化，脉冲时间短。药物累积渗透量随脉冲时间增加而呈现行增加，但其影响比脉冲电压小得多。

4. 波形

指数衰减波和方波对药物的透皮也有影响。Vanbever 等[71]发现相同能量的指数衰减波和方波在脉冲结束后，指数衰减波对芬太尼的累积渗透量较大，表明指数衰减波的促渗效果较好。但 Lombry 等[72]考察了相同能量的方波和指数衰减波对异硫氰酸荧光黄和异硫氰酸荧光黄–右旋糖酐的透皮效率，结果表明这两种物质的透皮量与波形无关。此外，单脉冲、双脉冲、脉冲应用程序对透过量也有一定影响。

5. 药物理化性质

电致孔的促透效率受药物的荷电量、分子量等理化性质影响。电致孔透皮给药后，强电性药物的渗透量相对被动扩散可增加 4 个数量级，而中性分子只提高 1~2 个数量级。

6. 其他

电致孔与离子导入、超声波等方法联用，具有协同作用，可大大提高促渗效果。

目前电致孔法透皮给药的研究尚未成熟，还有许多问题和困难尚待解决，如：如何保证使用安全、怎样使电致孔仪微型化等。电致孔法透皮给药应用到临床还有很长的路要走，但电致孔法对药物促透的广泛性仍可为透皮给药制剂带来希望与可能。

（四）微针

微针透皮给药是指将数十至数百根空心或实心微针（针长约 $25 \sim 2000 \mu m$）组成 $1 \sim 2cm^2$ 的透皮贴片贴于皮肤，通过刺穿皮肤最外层的角质层，使药物充分进入体内发挥作用。1976年，Gerstel 和 Place首次提出了微针透皮给药的概念。直至20世纪90年代，随着微加工技术的发展，微针产品的加工成型才成为现实。1998年Henry等首次将硅材料制作的微针用于透皮给药，在不引起疼痛和皮肤损伤的情况下，实现了药物经由微针产生的微孔道进入皮肤的目的，增强了药物渗透性[73]。此后，关于微针透皮给药的研究呈指数增长。

微针是一种由金属、硅、聚合物等材料制成的，针尖呈对称圆锥形或非对称斜面形的微米级的阵列结构。一般来说，角质层的厚度为 $10 \sim 40 \mu m$，表皮层的平均厚度为 $200 \mu m$，血管及神经存在于皮肤真皮层中。微针穿透皮肤角质层进入皮肤后可形成微小孔道，药物通过这些孔道可到达皮肤指定深度，被吸收进入血液而发挥作用，是一种具有透皮贴剂与皮下注射双重特点的微经皮给药系统，有快速、方便、无痛和微创的优点。与传统透皮贴剂相比，优势有：①微针属于物理促渗技术，对皮肤可无痛致孔，大大提高了药物的经皮透过量。②可将药物靶向释放至皮肤特定深度。③极大地提高了药物的经皮渗透量，减少了药物皮肤滞留量，延长了药物有效作用时间。④可实现缓控释给药。⑤给药量可控，起效快速，携带方便。与注射剂相比，微针无痛、不损伤皮肤，对药物的物理化学性质和相对分子量的选择性降低。

根据微针透皮给药系统向皮肤递送药物的方式不同，主要分为固体微针、涂层微针、可溶解微针、中空微针。

1. 固体微针

固体微针是最早应用于透皮给药的微针类型，通常在皮肤表面预处理产生孔道，药物通过孔道递送至皮肤内发挥作用。这种类型的微针对材料的硬度和韧性有很高的要求，如金属、玻璃、硅、非降解聚合物等。制备工艺主要采用激光切割和电化学刻蚀；电化学刻蚀工艺复杂，制作成本高。硅材料具有良好的传感性能和机电性能，是最早用来制作透皮给药的微针材料，其加工工艺比较成熟，生物相容性优于金属材料。金属材料制作的微针针尖尖锐、硬度大、工艺简单、价格低廉，易于穿破皮肤且不易折断在皮肤中，常采用不锈钢、钛、镍等金属进行制作。聚合物制备的实心微针生物相容性好，但机械强度不够，常采用聚乳酸、聚羟基乙酸、聚乳酸羟基乙酸共聚物等。大量研究证实，固体微针可显著提高药物的输送效率。

2. 涂层微针

固体微针是对皮肤进行预处理后再进行给药，药物实际进入体内的量难以精确控制，而涂层微针是在固体微针的基础上进一步开发的，将药物涂覆在微针头表面，当微针刺破皮肤后，表面包被的药物迅速从微针上溶解进入皮肤，之后移除微针，完成释药。制作这种类型微针的关键是选择合适的包被技术将药物装载在微针表面，常采用浸蘸或喷涂药物水溶液的方法。这种方法制备的涂层微针载药量受微针针体表面积影响，通常载药量小，限制了它的应用范围。通常采用2种方法进一步提高药物的包被效果，一是采用一些表面活性剂、润湿剂对微针进行预处理来增强微针表面的附着性；二是对需要包被的药物进行制剂改造，使其可更好地包覆在微针表面。涂层微针在刺穿皮肤过程中，针体表面与皮肤摩擦会造成部分药物滞留在皮肤表面，因此如何提高载药量、保证药物含量均匀是涂层微针工业化生产需要解决的问题。

3. 可溶解微针

可溶解微针是利用生物可降解的水溶性聚合物或多糖将药物包封在针体中制作而成，常选用透明质酸、羧甲基纤维素钠、聚乙烯基吡咯烷酮、聚乙烯醇、蔗糖等水溶性较好的材料制作而成。可溶性微针插入皮肤后，针体因吸收皮肤间质液而溶解，释放出包埋在针体内的药物。与不可溶性微针相比，可溶性微针不产生尖锐废物，具有更好的生物相容性及更大的载药量，引起了广大的关注和研究。这种微针制备方法简单，制备条件温和，可以较好地保持药物的稳定性，如多肽、蛋白质、抗体等生物大分子。目前，有关可溶性微针的研究较多且已有制剂进入临床试验阶段。日本大阪大学Shinsaku等研制的Micro Hyala是一种以透明质酸为针体材料的贴片微针，其临床Ⅰ期研究结果显示，微针贴片递送疫苗相较皮下注射疫苗可使志愿者取得更强的免疫反应[74]。佐治亚理工学院Mark等利用PVA和蔗糖作为针体的主要材料开发了微针贴片Microneedle Patch，并已联合艾默里大学完成临床Ⅰ期研究[75]。

可溶性微针的制备方法包括微模板法、拉伸光刻法、液滴生成吹气法、光聚合法、3D打印法等。微模板法是基于浇注技术制备可溶性微针的方法，也是最常用的制备方法。微模板法先由利用微电系统制备不锈钢微针阳模，再用聚二甲基硅氧烷将微针阳模复制得到微针模板，最后把高分子溶液的熔融物填入微针模板，最后经固化即可得到可溶性微针。期间往往需要借助离心、抽真空、加热等手段排出微针模板孔道内的气体，尽可能填满微针模板，保证微针具有足够的机械强度。拉伸光刻法是一种直接从聚合物块体材料出发制备可溶性微针的方法，主要利用聚合物的玻璃化转变性质、有拉伸引起的聚合物伸长变形的特性及流体毛细管自变细现象，目前已利用该技术成功制备了麦芽糖、透明质酸、葡萄糖、软骨瘤黄素等成分的可溶性微针。液滴生成吹气法是一种在空气吹干液滴过程中形成和固化微针的方法，制备时间小于10分钟。光聚合法是将载药的单体小分子和光引发剂溶液加入微针模板中，经过紫外光聚合固化后形成可溶性微针的方法。因单体和引发剂溶液黏度低，容易进入微针模板，故光聚合法制备得到的微针结构较完整。此外，目前应用于微针的3D打印技术主要是基于光聚合方法，包括立体光刻、数字光处理与双光子聚合技术等，其中数字光处理的应用较为广泛。

分离式的可溶微针是由可溶性尖端和强度较大的微针支架组成，当微针扎入皮肤后，载药的可溶尖端完全进入皮肤，与微针支架分离，可提高药物传递效率。此外还用一种特殊的可溶微针——相转化微针，这种微针在干燥状态下呈玻璃态，刺入皮肤后可吸收体液转化为凝胶状态；凝胶态的微针上有交联形成的网状结构，装载的药物在网格孔打开后即可扩散进入皮肤。

4. 中空微针

中空微针类似小型注射器针头，在其微针内部存在一个中空的结构可作为药物储库或者药物传输通道，当微针刺穿角质层后，药物可通过中空结构释放而进入皮肤内。中空微针与微注系统合用，可通过调节释药压力来控制给药速率。与其他微针相比，这类型的微针可以精确定量地主动递送到皮肤内，一次性输送药物量高于其他类型微针。中空微针的制作材料与固体微针相似，但其制作工艺要求更高、更精细，制作方法有激光微加工、深度离子刻蚀反应、深度 X 射线影印术、湿化学刻蚀技术等。Davis 等先用紫外激光在聚对苯二甲酸乙二醇酯基底上钻出圆锥形的孔，接着利用圆孔内气相沉积上的导电层进行金属镍的电镀，最后选择性湿法刻蚀基底层获得镍中空微针，实验结果显示可较好地递送药物至小鼠体内[76]。也有利用传统玻璃微管拉制技术对毛细管进行拉伸制备出玻璃中空微针，实现了精密注射。中空微针仍存在一些问题，像插入皮肤过程中针端易被皮肤组织堵塞、针体脆弱、制作工艺复杂等。

微针最近几年发展迅速，已成为各大医药公司的研究热点。微针克服了皮肤的屏障作用，进行药物递送不需要对药物的相对分子量、溶解性、荷电量进行严格筛选，从小分子药物到大分子的抗体蛋白均能应用，扩大了透皮制剂的应用范围，促进了透皮制剂发展。微针与超声波法、电致孔法、离子导入法联用时，具有协同作用，大大提高药物的渗透量。微针作为一种新型的给药系统仍处在初期阶段，仍存在诸多问题有待解决，比如微针的制备材料尽管都是生物相容性较好的金属、硅及聚合物，但这些材料长时间停留及使用是否会造成不良反应；镀层微针装载剂量小且难以控制药量；中空微针易堵塞；同一种微针是否适用于所用人；微针制作难度大，难以批量生产及产业化。不过相信随着科学和3D技术的发展，这些问题会迎刃而解。

三、促透方法在脐贴中的应用

（一）行智前列敷脐膏

行智前列敷脐散[77]来源于临床经验方，由王不留行、没药、虎杖、天竺黄、益智仁、土贝母和蜂房7味中药组成，具有清热去毒、活血化瘀、祛风通络、除湿理气的作用，临床上用于治疗慢性前列腺炎。该散剂制备方法为：除益智仁外，其余6味中药水提、过滤、合并滤液、减压浓缩呈稠膏，再加入益智仁细粉，混匀，分装即得。其中益智仁性温味辛，芳香行气，挥发油中包括桉油精、姜烯、姜醇等，具有较好的促透效果。

（二）丁桂儿脐贴

丁桂儿脐贴是经典代表的脐贴，是将丁香、肉桂、荜茇3味药材经超临界萃取后制成的贴剂，具有温中散寒、健脾止泻的功效，用于儿童感受风寒所致的急性腹泻、慢性腹泻、腹痛、腹胀、消化不良及厌食等症。该脐贴选用凡士林、月桂氮卓酮、甘油、石蜡、羊毛脂为辅料，其中凡士林、石蜡、羊毛脂在贴剂中起着润湿、滋润皮肤，提高药物延展性，增大药物与皮肤接触面积、降低皮肤刺激性和药物溶剂等作用；而月桂氮卓酮是典型的皮肤促透剂；甘油可增加月桂氮卓酮的溶解度，降低其刺激性，也具有一定促渗作用。这些辅料相互作用，使得脐贴顺应性好、透皮吸收率高。

（三）止汗散联合中频离子导入

止汗散是由五味子、五倍子、枯矾3味中药组成的具有敛汗止汗功效的院内制剂[78]。将止汗散用水调成糊状敷于脐部，联合中频离子导入仪治疗80例小儿汗证患儿，结果治疗总有效率达95%。离子导入能增加药物分子透过皮肤进入机体，而且与人体相匹配的中低频脉冲电流能促进血液循环，改善组织的适应性和耐受能力，促进组织恢复。

（四）芒硝贴剂超声导入

中药芒硝超声导入及大黄灌胃治疗具有泻下攻积、润燥软坚、清热消肿的作用，对粘连性肠梗阻有较好的治疗作用。沈振华[79]将芒硝粉末与超声耦合剂混匀涂在贴片上，将贴片贴于腹部压痛点及脐部进行离子导入，同时灌胃大黄水煎液治疗粘连性肠梗阻患者。给药7天后，治疗组总有效率达100%，1年内仅1例复发。大黄灌胃可加速肠道蠕动功能的恢复；芒硝超声导入，利用超声波的机械效应、温热效应和理化效应，使皮肤细胞结构发生改变而打开药物通过的临时通道。脐部周围角质层最薄，毛细血管网丰富，易于药物吸收。通过对腹部压痛点和脐部的芒硝超声导入，大大增加了炎症及肠道水肿区域芒硝浓度及生物利用度，从而增加芒硝对腹腔渗液的吸收能力，使得药效稳定持久。

（五）胃肠宁贴片超声导入联合贴剂敷脐

林帅等[80]采用中药敷脐联合超声药物导入仪治疗胃肠道肿瘤患者术后肠管蠕动减慢、腹痛、腹胀等肠麻痹状态。先将胃肠宁片（复方大承气汤）贴于患者降结肠部位，用超声药物导入仪进行导入，同时采用中药敷脐（肉桂、枳实、高良姜、丁香、莪术、苏合香加黄酒调成稠膏）。结果显示胃肠道肿瘤术后患者采用超声药物透入配合中药敷脐疗法，能有效调节机体功能，缩短患者肠鸣音恢复、肛门排气及排便时间，改善纳差、恶心呕吐等临床症状，有利于患者术后胃肠功能的恢复。超声药物导入，可有效地促进胃肠宁贴片中药物的吸收，增加肠血流量，促进胃肠道运动。而中药敷脐贴剂中药物具有活血祛瘀通络的作用，方组中药物大多芳香行气，加上黄酒，可增加药物的透过量。

扫码查阅参考文献

第三章 脐部给药的临床应用

第一节 脐疗应用功效

随着中医药的发展，脐疗在临床上的应用越来越广泛，可用于内科、外科、妇科、儿科、皮肤科、五官科等疾病，并可养生保健。常利用的功效主要有以下几点。

（1）温通阳气，回阳苏厥：选用温热药物制备脐贴，敷于脐部，利用药物的温热刺激，能兴奋呼吸中枢神经，温通阳气，回阳固脱，使患者达到阳复厥苏的目的。临床常用治疗闭证、脱证、小儿惊风等。如《太平圣惠方》中提到"治卒中，不知人，四肢厥逆，附子研末置脐上，再灸之，可活人。"

（2）健脾和胃，降逆止泻：运用药物贴脐，通过药物的刺激和吸收作用，促进脾和胃肠功能旺盛，气机协调，增强消化、吸收功能，从而达到健脾止泻、和胃降逆的目的。常用于治疗反胃、呕吐、泄泻、痢疾、呃逆和痞满等。

（3）调理三焦，利水消肿：药物贴脐后，利用药物的刺激和药理作用，能激发三焦的气化功能，促进气机运畅，经络隧道疏通，使小便通利，达到消肿的目的。临床上常用于治疗小便不利、腹水、水肿、黄疸等。

（4）调理冲任，固经安胎：中医认为，冲脉为血海，主生殖；任脉为诸阴之海，主胞宫。妇人的经、带、胎、产均与冲任脉紧密相关。药物温脐具有滋补下元、调理冲任的作用。临床常用于治疗妇女月经不调、崩漏、带下、不孕、胎动不安等。

（5）收敛止汗，固精止带：药物贴脐后，通过药物吸收和经络的传导作用，调理脏腑阴阳平衡，使气血调畅，营卫通利，达到敛汗固表，收涩固精，收敛白带的效果。临床用于治疗气虚自汗，阴虚盗汗，滑精、梦遗、久泻及妇女带下等。

（6）通经活络，行气止痛：选用温热药物贴脐后，借助药物的温通作用，激发经络之气，能通经活络，促进气血运行，达到"通则不痛"的目的。适用于风湿性关节炎、气滞血阻痛经、手足麻木等。

（7）强壮祛病，养生延年：脐中穴，具有温补下元、健脾益气的功能，是强壮保健的要穴，为先天之本。以温药贴脐，能温肾壮阳，补中益气，提高机体免疫功能，从而达到增强人体抗病能力的目的，起保健、防病、益寿延年的作用。用于虚劳诸疾、神经衰弱、不寐少眠、多梦烦躁等。

第二节　临床应用比较研究

通过检索文献，发现脐部给药在治疗消化、呼吸、循环、神经、泌尿、生殖、皮肤、免疫等系统疾病中均有应用，并能增强机体免疫力。现将临床应用比较研究整理如下。

一、消化系统疾病

脐部给药在消化系统疾病中应用广泛，主要有单纯中药敷脐、中药敷脐结合中药内服、中药敷脐结合针灸、中药敷脐结合西药内服，以及中药敷脐结合推拿疗法，均具有较好的疗效，主要用于腹泻、便秘、腹痛腹胀、呕吐、腹水、小儿厌食等，在防治药物相关胃肠道不良反应方面也有应用。

（一）腹泻

腹泻是指排便次数明显超过平日习惯的次数，粪质稀薄，水分增加，每日排便量超过200克，或含未消化食物或脓血、黏液。西医学认为腹泻的病因主要有感染、中毒、药物、溃疡性结肠炎等。治疗需要对因治疗（抗感染）与对症治疗（纠正水、电解质、酸碱平衡紊乱和营养失衡，保护黏膜，使用微生态制剂或止泻剂等）。中医认为，脾阳不足，寒湿伤脾，脾不运化致水反成湿，谷反成滞，水湿滞留，形成泄泻。中医治疗以运脾化湿、清肠解热、疏风散寒、化湿止泻、温补脾肾为主。张娜等[1]对脐疗治疗泄泻的药物进行分析，发现腹泻所使用的40味中药中，以温里药、攻毒杀虫止痒药、止血药、开窍药为主；用药频次居前8位的是丁香、艾叶、木鳖子、肉桂、麝香、大蒜、吴茱萸、胡椒，上述药物单用或与其他药物组方治疗腹泻。

由于小儿脾胃虚弱，无论是外感风寒还是饮食不调，以及邪寒侵入，均会导致小儿的脾胃运化功能失调，形成腹泻。脐部给药可以克服小儿口服、注射剂使用不方便的缺点，在小儿腹泻中应用更为广泛。有研究选择具有健脾化湿、温中祛寒的中药制备敷脐贴，用于治疗小儿一般腹泻、秋季腹泻以及抗生素相关腹泻，疗效令人满意。

近些年有学者探索了脐部给药抗腹泻的机制。陈云明等[2]通过研究"小儿腹泻外敷散"敷脐治疗番泻叶所致腹泻大鼠血液和粪便中内源性代谢物产物及其标志物的变化，揭示了小儿腹泻外敷散治疗腹泻的机制为影响大鼠的信息传导相关通路、能量代谢、肠道菌群代谢途径相关物质的浓度，通过调节机体代谢过程，达到治疗疾病的作用。刘慧敏等[3]探讨小儿腹泻外敷散对胃肠动力学的影响，敷药后大鼠小肠中的P物质（Substance P，SP）降低，血管活性肠肽含量降低，可抑制小肠运动。在体和离体实验均表明，小儿腹泻外敷散为一种良好的胃肠动力型外敷中药，对脾虚泄泻所致腹泻小鼠有抗腹泻作用。周岐鸣等[4]发现清肠栓脐贴可明显改善溃疡性结肠炎小鼠的一般活动及排便情况，减轻肠道黏膜上皮损伤和炎症浸润，其作用机制与抑制TLR4/MyD88/NF-κB信号通路有关。综上所述，脐部给药治疗腹泻可能与影响信号通路、调节代谢等因素相关。

（二）便秘

便秘主要表现为持续性排便困难、排便次数减少或有排便不尽感，严重影响患者的生活质量。西医治疗多以促胃肠动力药及导泻药为主，但长期应用可导致药物依赖，反而导致便秘更加顽固。中药脐部给药治疗便秘以调理三焦、润肠通便为主。

对于某些疾病继发的便秘，研究发现应用脐部给药也取得了一定的功效。孙盼[5]观察中药脐贴治疗急性心肌梗死便秘的疗效，采用吴茱萸药膏中药脐贴治疗急性心肌梗死便秘患者，与常规治疗和护理相互配合，在急性心肌梗死便秘的临床治疗上能够取得更好的治疗效果。朱婷等[6]通过观察77例癌痛便秘患者，发现对于治疗阿片类药物相关性便秘，脐部给药能够缓解症状，有确切的临床疗效。

（三）腹痛腹胀

腹痛腹胀是常见的消化系统症状，脐部给药可以明显改善腹痛腹胀症状。吕永飞等[7]发现丁香开胃贴敷脐疗法治疗心衰患者腹胀症状疗效显著。

结肠镜检查的过程中镜身会对肠道产生刺激，造成肠道发生痉挛，患者常伴有腹胀、腹痛等不适的症状，可辨为寒凝气滞。通过中药脐贴进行敷脐，可以使药物在内脏平滑肌发挥作用，扩张局部的毛细血管，对微循环进行改善，松弛平滑肌，缓解疼痛。然而，从西医学角度阐述脐疗缓解腹痛腹胀等消化系统症状的机制有待进一步研究。

（四）呕吐

呕吐是以胃失和降，气逆于上所致的一种病症，可出现在许多疾病的过程中。治疗以和胃降逆为原则，但需根据虚实不同情况分别处理。敷脐疗法可有效缓解多种因素所致的呕吐，如妊娠呕吐、晕动症引起的呕吐以及肿瘤化疗过程中出现的呕吐等。刘彦等[8]以止吐安胎脐贴治疗脾肾两虚型妊娠呕吐，治疗组有效率为93.3%。晕动病以头晕目眩、恶心呕吐等为主要症状，田华等[9]观察敷脐镇吐膏治疗晕动症的疗效显著。肿瘤化疗中最常出现的不良反应为恶心、呕吐，西医学认为，化疗药引起呕吐的机制包括药物对消化道黏膜局部的直接刺激和对呕吐中枢及肠壁嗜铬细胞的刺激，嗜铬细胞受刺激后分泌大量的5-HT3，经迷走神经、交感神经的传入纤维或催吐化学感受区而作用于呕吐中枢，进而发生呕吐[10]。中医认为，化疗药物具有一定的毒性，它影响脾胃的运化功能，脾失升清、胃失降浊、肝失疏泄，则发生恶心、呕吐[11]。治疗应以调理气机，降逆止呕为主。中药脐疗可在防治化疗引起的胃肠道反应中发挥重要作用。宋鑫等[12]观察中药脐贴治疗化疗引起的恶心呕吐的临床疗效，治疗上以健脾渗湿、益气和胃、降逆止呕为法。实验证明，在常规止吐药的基础上加用中药脐贴，可以有效提高化疗导致的恶心呕吐的防治率，并能提高患者的生存质量，从而增加患者的依从性，提高治疗效果。

（五）药物相关胃肠道不良反应

近些年，关于脐疗减少药物引起的胃肠道不良反应的报道较多。毛庆东[13]发现中药脐贴在降低静脉注射阿奇霉素所致胃肠道不良反应方面具有简单可靠、安全易行等优点。周素芳等[14]观察中药敷脐防治盐酸羟考酮缓释片胃肠道不良反应的疗效。结果发现中药外用敷脐联合盐酸羟考酮缓释片治疗癌痛可以减轻盐酸羟考酮缓释片引起的胃肠道不良反应。

（六）腹水

腹水指腹腔内游离液体的过量积聚，是体征而非一种疾病。任何病理状态下导致腹腔内液体量超过200ml即称为腹水。产生腹水的病因很多，常见肝硬化腹水、癌性腹水等。中医治疗主要以逐水为主，并配伍理气、活血或温阳等。敷脐是外治疗法之一，其综合了脐部生理、门脉高压的病理生理及中药透皮吸收等多种特点，对腹水治疗效果较好。

（七）其他消化系统疾病

脐疗法也被用于治疗小儿厌食、促进术后胃肠功能恢复、治疗肠易激综合征等。

　　黄小影等[15]对46例小儿厌食症患儿在常规药物治疗的同时加用自制中药运脾增食散脐疗,疗效较好。葛来安等[16]通过研究近年来关于脐疗方法治疗腹泻型肠易激综合征,发现脐疗能够改善肠运动,减少粪便含水量,抑制血管活性肠肽、5-羟色胺、TNF-α、IL-10等含量的异常升高。故脐疗的疗效确切。

二、呼吸系统疾病

　　古人认为"先天之呼吸在脐,后天之呼吸在肺",人在出生前,呼吸功能是由脐带和胎盘共同承担的,可见,脐与呼吸系统密切相关。在呼吸系统疾病治疗过程中,敷脐疗法多选用补气、清热、化痰、健脾、润肺等中药,通过药物和穴位的作用,刺激呼吸中枢,加强呼吸,尤其对支气管疾病、过敏性鼻炎等疗效较好。

(一)支气管疾病

　　支气管疾病是常见的呼吸道疾病,在气候突变的季节容易发病,常继感冒、上呼吸道感染之后而发生,呼吸道局部防御功能削弱和全身抵抗力降低在发病中起重要作用。病毒感染以及在病毒感染的基础上继发的细菌感染常先引起上呼吸道炎症,并向下蔓延波及气管支气管黏膜,引起急性炎症。此外,吸入有害粉尘或气体(如二氧化硫、氯等)也可引起急性气管支气管炎。

　　小儿患病率高,目前临床常采用静脉注射与口服药物治疗,鉴于患儿年龄小,选择上述给药途径时,患儿不易配合,脐疗疗效确切,给药方便,能减少患儿痛苦,可广泛应用与推广。王鲁青[17]观察敷脐疗法治疗小儿咳嗽的临床疗效,结果发现敷脐疗法对小儿咳嗽疗效较好。呼吸肌相关性肺部感染乃由热痰瘀互结、肺气壅塞、三焦闭阻所致。夏丽等[18]发现生大黄脐部穴位贴敷预防呼吸肌相关性肺部感染的效果好。

　　有研究阐述敷脐疗法治疗支气管疾病的机制。黎清交等[19]发现脐疗药物玉屏风散对机体免疫器官的非特异性免疫以及特异性免疫的调节作用具有多靶点以及多途径的调节机制,以提高机体的免疫能力。张胜睿[20]认为温补肾阳法脐疗可提高慢性阻塞性肺疾病急性加重期呼吸衰竭型机械通气患者撤机成功率,可能与该法可有效改善肺功能、调节免疫功能,从而改善呼吸力学、减轻呼吸肌疲劳,利于撤机的实现有关。

有学者[21-22]认为肠道菌群与多种疾病的发病、治疗有关，其中包括慢性肺病。肠黏膜系统是人体重要的免疫场所，当邪热侵袭肺与胃肠时，肠黏膜分泌sIgA的功能会受到干扰，肠黏膜sIgA水平明显下降，TNF-α与IL-10细胞因子的分泌被抑制，进而降低肠黏膜免疫功能。所以，黏膜免疫可能是肺与肠联系的途径，通过该途径可能形成肺与肠的网络联系，"肺与大肠相表里"理论即在疾病过程中通过生理病理特征体现出来。依据肺肠同治、肺病治肠，并结合脏腑、经络理论以及肺胀的病机特点，辨证使用中药脐贴贴敷神阙穴，可通过推动脐周气血运行、疏通经络逐步改善肠道微环境使之趋于稳态，从而调控肠黏膜免疫系统，达到治疗肺部疾病的目的。

（二）过敏性鼻炎

过敏性鼻炎是指机体接触过敏原后，主要由免疫球蛋白E（Immunoglobulin E，IgE）介导的发生于鼻黏膜处的非感染性炎性疾病。中医认为，该病的病因主要为肺卫不固、脾胃虚弱、肾元亏虚，在此基础上感受风寒异气等，接触过敏原，鼻窍受邪而发"鼻鼽"。治疗以益肺固表、调理脾胃、补肾培元为主。脐疗可根据中医脏腑经络理论，通过调整肺、脾、肾的功能，来改善机体的内环境平衡，调节免疫功能，临床已证实脐疗对过敏性鼻炎疗效较好。杨迎迎[23]、狄寒莹[24]等结合文献分析，探究通过脐部治疗改善过敏性鼻炎的治疗方法与机制，认为在治疗时，应当根据病因病机选用拔罐、艾灸或药物敷贴进行治疗。脐疗法配合其他疗法，可发挥协同作用，在过敏性鼻炎的治疗上具有近期疗效确切、远期疗效持久、防止复发、无不良反应等特点。

现代研究发现脐疗治疗过敏性鼻炎与免疫机制相关。王益庆等[25]研究发现，神阙灸联合穴位贴敷可以有效改善过敏性鼻炎患儿的临床症状，同时还可显著降低IgE、嗜酸性粒细胞（Eosinophils，EOS）和IL-4含量，升高血清γ-干扰素水平，有效控制变态反应性炎症。

三、循环系统疾病

脐有动、静脉，并形成了一个广泛的动脉—毛细血管—静脉系统，这个血管系统的功能主要是在母体与胚胎或胎儿的血液之间执行物质交换，将带氧的血液输入到胎儿，又将不带氧的血液从胎儿带到胎盘，经胎盘带到母体。由此得出，脐与循环系统的关系先天就已形成。敷脐疗法在循环系统病症中被广泛运用，尤其在高血压病、冠心病、心绞痛、心律失常等方面得到了较满意的效果。

（一）高血压

高血压是指以体循环动脉血压［收缩压和（或）舒张压］增高为主要特征（收缩压 ≥ 140mmHg，舒张压 ≥ 90mmHg），可伴有心、脑、肾等器官的功能或器质性损害的临床综合征。高血压是最常见的慢性病，也是心脑血管病最主要的危险因素。按中医辨证可将高血压分为肝阳上亢型、肝肾阴虚型、阴阳两虚型、痰浊内蕴型。中药敷脐用于高血压的治疗，可借助药物和穴位的双重作用，达到降压的目的，并改善高血压引起的头晕、头痛等症状。张仲汉等[26]观察决明子敷脐治疗高血压病的临床疗效，实验证明在西药治疗基础上加用决明子敷脐可发挥药穴双重功效，可有效降低血压，改善临床症状、血脂及血液流变学等指标。刘瑞霞等[27]观察中药敷脐治疗肝阳上亢型高血压病的临床疗效，发现中药敷脐可明显降低患者的血压，改善其睡眠质量。

（二）冠心病

冠心病是一种严重危害人类身心健康的循环系统疾病，常见发病机制为气虚血瘀，有效治疗方法为益气活血。敷脐疗法对于冠心病心绞痛的发作有明显的缓解和减轻作用，并能使异常的心电图趋于正常。吴桂玲等[28]评价了冠心止痛膏在气虚血瘀型冠心病稳定型心绞痛患者中控制心绞痛发作、改善心电图心肌缺血的疗效。302例气虚血瘀型冠心病稳定型心绞痛患者随机分为2组，对照组常规西药治疗，治疗组在常规治疗的基础上加用冠心止痛膏敷脐治疗，冠心止痛膏方中黄芪补益心气，配以红花、川芎、降香、水蛭活血化瘀，荜茇、细辛、冰片行气通络止痛。实验结果证明治疗组在改善心绞痛发作及心肌缺血方面明显优于对照组。

（三）高脂血症

高脂血症是由于脂肪代谢或运转异常使血浆胆固醇或甘油三酯出现异常的一种病症，有研究采用敷脐疗法治疗高脂血症。陈文林等[29]观察祛湿活血降脂方治疗高脂血症性脂肪肝的疗效，结果表明，祛湿活血降脂方能改善患者的血脂指标（TC、TG、LDL-C），改善患者的体型，减轻体重。朱敏[30]发现大黄单方敷脐在痰浊瘀阻型高脂血症患者的症状、症候改善方面有一定疗效。

四、神经系统疾病

西医学认为，刺激神阙穴可能通过神经、体液的作用而调节神经系统，灸脐可治晕厥、昏迷等，说明刺激神阙穴有兴奋大脑的作用，可见，敷脐疗法可用于治疗部分神经系统疾病，如脑卒中、三叉神经痛、失眠、小儿脑瘫、癫痫等。

（一）脑卒中

"脑卒中"又称"中风"，是一种急性脑血管疾病，是由于脑部血管突然破裂或因血管阻塞导致血液不能流入大脑而引起脑组织损伤的一组疾病，包括缺血性和出血性卒中。脑卒中伴有不同程度的神经功能缺损，西医治疗包括改善脑循环、营养脑神经等。中医认为痰瘀痹阻经络是其发病机制，治疗以利水化瘀为主，有研究证实敷脐疗法可改善脑卒中患者的临床症状。周建国等[31]探讨补阳还五汤联合中风敷脐方外敷治疗急性期中风的临床疗效，将补阳还五汤联合中风敷脐方用于急性期中风治疗中，可以有效改善患者的神经功能缺损，提高临床疗效。郑丽等[32]经过数年临床应用总结，证实补阳还五汤与中风敷脐合方联用能够明显提高治疗中风急性期的临床疗效。

（二）失眠

失眠主要表现为睡眠时间不足或深度不够以致不能消除疲劳、恢复体力与精力，西医治疗失眠多采用镇静催眠药。中医认为神不安是引起失眠的主要原因，治疗以调节心神为主。选择药物贴敷神阙穴，可通过药物与穴位的双重作用，改善失眠症状。许多研究都表明，使用中药不断刺激脐部，可促使该部位皮肤中的神经末梢活动，使其进入活跃状态，进而调节人体的免疫功能、改善体液和神经所具有的调节作用，从而有效改善脏腑以及组织器官功能性活动，最终达到治疗失眠的目的。

有研究认为失眠是一种由众多神经递质参与的神经调节过程[32]。γ-氨基丁酸（GABA）是重要的抑制性神经递质，能抑制神经元活动和神经传导，有助于睡眠[33]。也有研究认为去甲肾上腺素（NE）是一种参与觉醒的单胺类神经递质[34]，其释放量增加会引起交感神经系统活性增强，导致睡眠—觉醒紊乱[35]。甘雨等[36]研究安神脐贴对实验性失眠模型大鼠自主活动及血清中GABA、NE含量的影响。安神脐贴能增加GABA的分泌，抑制觉醒和兴奋，促进睡眠，减少NE释放，从而抑制神经元活动和神经传导，减弱交感神经系统活性，维持睡眠—觉醒周期恒定。

（三）其他神经系统疾病

三叉神经痛是最常见的脑神经疾病，以一侧面部三叉神经分布区内反复发作的阵发性剧烈痛为主要表现，西医学认为三叉神经微血管压迫导致神经脱髓鞘学说及癫痫样神经痛学说是其主要发病机制。中医认为本病风邪外袭，瘀阻脉络所致，临床以祛风活血为治疗原则。孟红军[37]观察敷脐疗法对于原发性三叉神经痛的临床疗效，中药敷脐治疗总有效率90.0%。

小儿脑瘫主要发病机制为气虚血瘀、脾肾两虚、痰瘀互结，治疗上应疏通经络、滋补肝肾、调理脾胃。潘孝锦[38]观察针刺配合敷脐疗法治疗小儿脑性瘫痪的临床疗效，研究选择健脾益气、行气化痰的中药敷脐，结果表明针刺配合敷脐疗法在小儿脑瘫治疗中能不同程度地提高患儿认知功能、言语功能、自理能力、运动功能和社会适应的能力。

面肌痉挛又称面肌抽搐，主要是半侧面部表情肌不自主地阵发性不规则抽搐。常先开始于眼部轮匝肌，表现为一侧眼睑闪电样不自主抽搐，较重者则扩展到同侧的其他面部表情肌，面部以牵引口角肌肉的抽搐最为明显可见，每日可发作数十次甚至上百次。张利珠等[39]观察脐疗配合吊针治疗面肌痉挛气血亏虚型的临床疗效，总有效率91.67%。

五、泌尿系统疾病

人体泌尿系统由肾脏、输尿管、膀胱与尿道及有关的血管神经组成，主生成与排出尿液。泌尿系统的疾病既可由身体其他系统病变引起，又可影响其他系统甚至全身。敷脐疗法在泌尿系统疾病中主要用于前列腺炎、前列腺增生、尿潴留、小儿遗尿、水肿等。

（一）前列腺炎

前列腺炎是指由多种复杂原因引起的，以尿道刺激症状和慢性盆腔疼痛为主要临床表现的前列腺疾病。中医辨证以气虚、气滞、血瘀、肾虚等为主，所用药物以清利湿热、活血化瘀、温经通脉为主。吴泳蓉等[40]综合了近年来脐疗治疗慢性前列腺炎的治则，主要包括活血化瘀、温经通络、行气止痛、清利湿热等。西医学认为TNF-α是一种炎症性细胞因子，其由巨噬细胞被脂多糖及其他细菌产物活化后分泌，在前列腺慢性炎症的发生发展中可能起重要作用，TNF-α的升高和上调，提示机体存在着一个慢性炎症的免疫反应过程。IL-10作为一种多效应的细胞因子，能够减弱炎症反应。龙宪智[41]以丁红脐贴敷脐治疗慢性前列腺炎患者（湿热挟瘀证）1个月后，患者血清TNF-α升高、IL-10降低。另有报道[42]以梅花点舌丹敷脐治疗后，前列腺液常规白细胞数、前列腺液常规卵磷脂小体的变化有统计学意义。

（二）前列腺增生

前列腺增生症是体内性激素水平失调而引起的前列腺良性增生改变，是中老年男性常见病之一。中医认为本病的发生主要是由于老年人肾气渐衰，肾阳不足，温煦气化功能失常，血行不畅，水液代谢不利，导致水湿瘀浊内阻，瘀结膀胱，阻塞水道，气化失司，终成癃闭。治疗以温肾益气，活血利尿，化瘀散结为主。孔凡俊[43]采用中药敷脐治疗前列腺增生，治疗组与对照组总有效率分别为93.33%与80.00%，差异显著。

（三）尿潴留

尿潴留是指膀胱内充满尿液而不能正常排出。中医认为"尿潴留"属于闭证中的"癃闭"，中医治疗以通闭、活血化瘀、疏经活络、利尿除湿为主。因手术或其他原因，活动受限的患者更易发生尿潴留，有研究观察敷脐疗法治疗尿潴留的临床疗效。仇燕飞[44]观察葱姜盐豉末脐疗治疗产后尿潴留的疗效，选择产后发生尿潴留的产妇随机分为观察组与对照组，观察组采用葱姜盐豉末脐疗解除尿潴留，对照组采用响水引尿、热敷、按摩膀胱区等传统方法诱导排尿，实验结果证明脐部给药组效果明显优于传统方法。

（四）小儿遗尿症

小儿遗尿症是指5岁以上的小儿不能自主控制排尿，经常睡中小便自遗，醒后方觉的一种病症。其病因病机主要是肾气不足、下元虚寒，膀胱气化功能失调，不能制约水道而致遗尿，治疗以温肾固摄为主。尹广惠等[45]应用揿针联合药袋麻益散敷脐治疗脾肾两虚型小儿遗尿，麻益散由麻黄、肉桂、益智仁配伍而成，麻黄辛散宣肺，肉桂补火助阳、温补命门，益智仁暖肾缩尿、补脾止泻，三药合用共奏温肾补脾、缩尿止遗之功。组方之中加冰片共研末可增加药物透皮吸收力。揿针联合药袋敷脐刺激作用和缓而长久，可有效治疗小儿遗尿。

（五）其他泌尿系统疾病

有文献表明，敷脐疗法对其他泌尿系统问题也有一定疗效。赵玲等[46]采用自制丁桂膏敷脐治疗卒中后神经源性膀胱，取丁香、肉桂、吴茱萸、五倍子、芡实各等份，研粉过80目筛，黄酒调和如糊状，以酒精棉球清洁脐部，取药糊1勺约5克，贴敷脐部，外用纱布覆盖，胶布固定，每天换药1次。治疗2周后评价疗效。实验结果为患者自觉症状、白天排尿次数及B超检测膀胱残余尿量均有明显改善。

黄璟等[47]观察甘遂末敷脐治疗重度肾性水肿的临床疗效，结果显示甘遂末敷脐治疗重度肾性水肿有较好疗效，甘遂末脐疗有助于促进水肿消退、增多尿量、减轻体重、恢复肾功能，考虑与肾间质水肿减轻、肾功能改善有关。

六、生殖系统疾病

敷脐疗法在生殖系统的应用十分广泛，尤其是女性的经、带、胎、产等方面的应用，敷脐能调节冲任气血功能。在临床中主要用于痛经、不孕症、先兆流产，也可用于男性的阳痿、早泄、不育、遗精等疾病。

（一）痛经

痛经属于妇科常见病，是指妇女在月经经期或行经前后出现小腹疼痛、坠胀等不适症状，大多伴有腰骶部酸痛，严重者可出现全身不适症状如恶心呕吐、四肢厥冷、昏厥等。中医认为本病发病机制多为气血亏虚加寒邪侵袭或气郁血滞而阻滞不通，"不通则痛"。治疗以温经散寒、活血止痛、温肾壮阳为主。研究表明，中药敷脐、中药敷脐结合耳穴治疗、中药敷脐结合口服药物等对痛经疗效较好。卢铃菁等[48]通过对近十年来脐疗治疗原发性痛经的文献研究发现，脐疗对子宫和冲任二脉有良好的调理作用，故最适宜治疗寒凝血瘀型痛经。贾晓慧[49]通过文献检索，归纳了脐疗用于原发性痛经的现代作用机制，主要包括改善患者生活质量、调节激素水平、减少炎性因子、改善子宫动脉血流、影响代谢产物变化、参与神经－内分泌－免疫网络的调控、影响相关蛋白的表达等。

（二）不孕症

中医认为不孕症的病因多为情志不畅，肝气郁结，气机不利，以致冲仁失调，影响受孕；或体质肥胖，痰湿内生，气机不畅，冲仁受阻；或下元虚寒，不能温煦子宫以致不孕。临床治疗以行气化湿、活血化瘀、温补下元为主。韩兴军等[50]发现隔药灸脐法可以改善肾虚血瘀型排卵障碍性不孕症患者的最大卵泡直径，从而促进优势卵泡生长。覃楚悦等[51]应用网络药理学方法探讨月泰贴脐方治疗排卵障碍性不孕症的作用机制，运用中医药系统药理学平台（TCMSP）获取月泰贴脐方（延胡索、肉桂、当归、细辛、小茴香）的活性成分。结果发现月泰贴脐方中槲皮素等有效成分通过丝氨酸/苏氨酸激酶-1（AKT1）、表皮生长因子受体（EGFR）、SRC原癌基因（SRC）等靶点作用于卵巢类固醇生成和类固醇生物合成等通路，能提高血清促排卵素（FSH）、黄体生成素（LH）、雌二醇（E2）的含量，以发挥对排卵障碍性不孕症的治疗作用。初步揭示了月泰贴脐方调治排卵障碍性不孕症的多成分、多靶点、多通路的作用机制。

（三）流产

子宫内妊娠在28周以前中断者，称流产。发生在12周以前的称早期流产，发生在12~28周之间的，称晚期流产。连续3次以上自然流产者，称习惯性流产。中医认为流产多由气血不足，气虚不足以载胎，血虚不足以养胎，胎孕不固；或肾气不足，冲任不固；或阴虚内热，热扰冲任。治疗以补益气血、调理肝肾为主。肖苹妹[52]等观察自制中药膏剂神阙穴贴敷在重复人工流产术后中的疗效，自制中药膏剂主要有当归尾、三七、川芎、炮姜、益母草组成，人流术后配合自制中药膏剂神阙穴贴敷，可促进重复人流患者子宫内膜的恢复。

（四）其他女性生殖系统疾病

有研究采用中药敷脐治疗带下病、子宫内膜疾病等，取得了一定的疗效。贾海娇[53]发现神阙穴贴敷联合完带汤治疗带下病可降低药物不良反应，且疗效肯定。侯荣等[54]采用脐疗配合红外线腹部理疗治疗带下病，总有效率95.2%。

（五）男性生殖系统疾病

遗精的发病机制主要有劳心过度、所欲不遂、阴虚火旺、心肾不交、或酒色过度、肾虚不固，或脾虚湿热下注、湿瘀热扰等。治疗上以补肾涩精为主，兼顾滋阴清火、清热利湿、补益气血、交通心肾等。陈清志等[55]观察续嗣衍宗汤联合脐疗治疗肾虚型男性少精弱精不育症的临床疗效，实验证明续嗣衍宗汤联合脐疗能有效促进精子的生成，增强精子的活力，提高精子的活率，从而提高患者的生育能力，是治疗肾虚型男性少精弱精不育症的有效方法。

七、皮肤疾病

皮肤疾病治疗多采用中医外治法，敷脐疗法在皮肤疾病中应用广泛，其作用机制在于调节机体免疫功能和内分泌功能，降低机体过敏性，增强网状内皮系统功能，激发机体调节作用，促使抗体生成。常用于治疗荨麻疹、皮肤瘙痒、黄褐斑、银屑病等。

（一）荨麻疹

荨麻疹是由于皮肤、黏膜小血管扩张及渗透性增加而出现的一种局限性水肿反应，通常在 2～24 小时内消退，但反复发生新的皮疹。西医认为慢性荨麻疹患者发病的重要原因之一是血清 IgE 水平升高，过敏体质患者体内细胞因子 IFN-γ 和 IL-4 比例失衡是导致体液中 IgE 水平异常的重要原因；另一方面，血清 IL-4 亦是调控 IgE 的主要因子之一。中医认为其根本病因在于禀性不耐，气血不和，脏腑失调所致。治疗以扶正固表、益气祛风、收敛止痒为主要原则。脐部敷药可通过神经、体液的作用来调节神经、内分泌和免疫系统，改善各组织器官的功能，增强机体的免疫力，从而抑制过敏反应。孙兆圣等[56]将 66 例卫气不固型慢性荨麻疹患者随机分为治疗组与对照组，治疗组予自制中药克敏脐贴敷脐治疗，对照组 30 例予开水冲服玉屏风颗粒治疗。治疗组 4 周后治愈率 75.0%，有效率 91.7%，效果优于玉屏风散组。

（二）皮肤瘙痒

皮肤瘙痒症是指皮肤剧烈瘙痒而无任何原发性皮损，多由湿热蕴于肌肤，不得疏泄，或由血燥生风所致。周桂花等[57]制备的止痒脐贴中，熟地黄、玄参、五味子、乌梅滋阴润燥；当归、丹参、地龙养血润肤；地肤子、蝉蜕、白鲜皮、龙骨、牡蛎、珍珠母佐以消风镇静止痒；炙甘草调和诸药。上述药物合用，可滋阴养血，消风止痒。

（三）黄褐斑

黄褐斑以面颊部出现点状、斑片状，以及不规则淡褐色或淡黑色斑为主要表现，是临床常见发生于面部的色素代谢障碍性皮肤病。西医多认为其发病主要与血液中性激素水平异常有关，同时也与内分泌失调、精神紧张、情绪波动、氧化与抗氧化平衡失调、局部微生态的失衡、紫外线照射、遗传、药物、化妆品、微量元素含量异常等有关[58]。中医认为肝气郁滞、肝肾亏虚、脾虚湿盛、气滞血瘀、气血不足等均可引起黄褐斑。治则当以调补肝肾，活血化瘀消斑为主。蔡明华等[59]观察古方逍遥散脐疗治疗肝郁气滞型黄褐斑的临床疗效，总有效率达 95.0%。

（四）银屑病

银屑病是一种皮损状如松皮，形如疹疥，搔起白皮的红斑鳞屑性皮肤病。

西医学认为银屑病是T细胞异常的免疫性疾病。免疫调节主要是通过多种细胞因子的相互作用来实现，因此细胞因子与银屑病的关系成为银屑病研究的热点之一。有文献研究中药敷脐治疗银屑病的疗效与作用机制。朱黎明等[60]采用消银脐贴治疗寻常型银屑病，结果表明具有清热解毒、凉血化瘀作用的消银脐贴对寻常型银屑病疗效显著，其作用机制可能与降低外周血中TNF-α、IL-6、IL-8水平相关，特别是能有效降低TNF-α、IL-8的水平。

八、免疫系统疾病

药物外敷脐部可以激活内分泌和免疫系统，使机体免疫功能得到增强，新陈代谢功能能得到提高。药物通过对脐部的刺激"触发"经络的感应传导、神经体液调节和全息胚脐的广泛作用等机制反应，调动机体自身的调节作用，从而达到增强人体抗病能力的目的，起保健、防病、益寿延年的作用，也可用于免疫性疾病，如类风湿性关节炎。

（一）养生保健

脐中穴是强壮保健的要穴，为先天之本。研究表明药物敷脐可改善亚健康患者的临床症状，提高生活质量。欧洋[61]等探究健脾益肾配方颗粒联合中药脐贴干预脾肾阳虚型亚健康状态的临床疗效，发现健脾益肾颗粒联用中药脐贴这种"内外结合"的中医特色治法，对亚健康状态患者有较好疗效。罗文等[62]研究隔药灸脐对脾肾阳虚型慢性疲劳综合征的治疗效果，通过比较90例患者治疗前后记忆力减退、失眠抑郁、紧张焦虑等主要症状、疲劳严重度量表（FSS）和健康调查简表（SF-36）评分，发现观察组的各项评分均明显优于对照组（$p < 0.05$），表明隔药灸脐临床疗效优于常规治疗，能够有效改善疲劳症状。

（二）免疫性疾病

类风湿性关节炎是一种以累及周围关节为主的全身系统性、慢性炎症性的自身免疫性疾病，其特征是以大量T细胞浸润为主的慢性滑膜炎。中医认为肝肾亏虚、瘀血阻络是其发病原因。张安林[63]等探讨自拟的芍桐三散敷脐治疗类风湿性关节炎的临床疗效及其安全性，方药由白芍、当归、黄芪、甘草、山茱萸、海桐皮、绿梅花、灯盏花、丹参、火把花根片等组成，全方具有养血补血荣筋、补益肝脾肾、强筋壮骨、祛风散寒、清热除湿解毒、疏肝活血、化痰祛瘀通络等功效，敷脐法结合内治法能显著提高临床疗效。

九、其他系统疾病

　　一些散在的文献表明，脐部给药可用于运动系统、内分泌系统、血液系统等疾病。林梅等[64]以健脾益气脐疗配合局部中药湿敷，有效促进了小腿创伤慢性伤口的愈合。李娜[65]探讨中医脐疗法治疗老年膝骨关节炎的疗效，以当归、丹参、防风、桑寄生、补骨脂、牛膝、鸡血藤、益母草、杜仲等各15克研为细末，用黄酒调成糊状，敷于脐部外以胶布固定，每日1次，每次12小时，治疗组总有效率93.3%。

　　部分研究表明，脐疗能改善激素水平，可用于内分泌系统疾病。曾可等[66]观察知柏地黄汤药膏敷脐治疗女童单纯性乳房早发育的临床疗效，结果证实知柏地黄汤药膏敷脐对单纯性乳房早发育女童性征及部分性激素水平的改善疗效确切。此外，脐疗治疗妇科疾病多与改善激素水平相关，相关内容详见本节第六部分内容。

　　贫血是指人体外周血红细胞容量减少，低于正常范围下限的一种常见的临床症状。由于红细胞容量测定较复杂，临床上常以血红蛋白（Hb）浓度来代替。我国血液病学家认为在我国海平面地区，成年男性$Hb < 120g/L$，成年女性（非妊娠）$Hb < 110g/L$，孕妇$Hb < 100g/L$就为贫血。脐疗应用于贫血的研究较多。康朔麟[67]研究发现生血方脐疗对促红细胞生成素（EPO）拮抗肿瘤相关性贫血的临床疗效较好。米杰等[68]研究发现中药脐疗对慢性肾功能衰竭患者血红蛋白升高作用明显。

　　敷脐疗法对异常出汗有一定的疗效。陈小红[69]等评价益气敛汗脐贴神阙穴贴敷应用于肿瘤自汗患者对其生活质量及临床疗效的影响，发现肿瘤自汗患者应用益气敛汗脐贴可以缓解自汗症状，能有效提高生活质量。吴月清[70]等探讨止汗散脐贴对自主神经功能紊乱多汗症的临床疗效，每晚睡前将患者脐部用温开水洗净、擦干，然后取五倍子粉一小袋，用适量蜂蜜和水调匀成膏状，塞入脐部，以胶贴进行固定，次晨取下，1次/天，5次为1个疗程，用止汗散敷于神阙穴，通过经络作用，共达调和阴阳、固本培元、固涩止汗之功效。李伟[71]应用除汗敷脐贴治疗糖尿病泌汗异常，除汗敷脐贴能明显改善糖尿病泌汗异常的临床症状，具有较好的临床疗效。

　　蔡琴等[72]通过对现代研究取得的成果进行统计分析，认为脐疗具有提高人体免疫力、抗肿瘤等作用，在临床上能够提高疗效、缓解症状、提高患者生存质量，未来肿瘤的临床治疗上脐疗将是可能的途径。赵壮等[73]通过观察80例恶性肿瘤患者，发现大黄穴位贴敷神阙穴在对阿片类药物相关性便秘的预防方面具有良好的临床疗效。

　　中药敷脐疗法是在中医传统理论指导下的一种重要的治疗方法，具有操作简单、疗效卓著、经济安全、针对性强、患者接受程度高等特点，已经被广泛地应用于临床各类疾病的治疗中。部分文献从西医学角度对脐疗治疗疾病的机制进行阐述，但关于某些疾病的发病原理及脐疗的作用机制缺乏系统研究。

扫码查阅参考文献

第四章 脐疗方剂

第一节 上焦病症

一、感冒

1. 防风连翘粉敷脐消除流感症状

【主治】流感。

【药物】防风40克、连翘40克、桑叶35克、金银花35克、菊花35克、桂枝12克。

【方解】防风、连翘、桑叶、金银花、菊花、桂枝6味中草药配伍，药物间相须、相使，可达到清热解毒、发汗解肌、温通经脉、助阳化气、消肿散结之功效，以解除流感症状体征。

【用法】取上述6味中草药共同烘干，研碾成细粉，过100目筛，装袋备用。当患者有流感症状时，先洗净擦干脐部，取配制好的防风连翘粉8～10克置于脐部，再用胶布敷贴固定，每晚换药1次，3天为1个疗程。

【出处】张宏伟，孙忠芬，于雪农.防风连翘粉敷脐消除流感症状45例［J］.中国民间疗法，2009，17（12）：16.

2. 葱椒敷脐治疗风寒感冒

【主治】暴受风寒而恶寒重，发热轻，无汗，头痛，肢节酸痛。舌苔薄白而润，脉浮或浮紧。

【药物】葱白50克、胡椒1克。

【方解】葱白发汗解表，胡椒辛温散寒，二药配合增强了发汗之力。

【用法】把两药共同捣碎，如泥状，敷于脐上，外敷纱布固定，再以暖水袋热敷脐部。同时，服用热姜汤1杯（约200ml），每日用药1次。

【出处】郭晓玉.敷脐治疗感冒［J］.河南中医药学刊，1997（01）：35.

3. 敷脐治疗风热感冒

【主治】风热感冒，症见发热，恶风，头痛，咳嗽咽痛，口渴，汗自出。

舌苔薄黄，脉浮数。

【药物】板蓝根10～15克、生石膏10～15克、连翘10～15克、薄荷10～15克、淡豆豉10～15克、葱白（适量）、蜂蜜（适量）、鸡蛋清（适量）。

【方解】方中连翘清热解毒，板蓝根疏散风热；薄荷辛凉解表，清利头目；生石膏辛寒泻火；淡豆豉辛温散邪，但辛而不烈，温而不燥，配入辛凉解表方中，可增强辛散透表之力，是为去性取用之。本方药物配伍共奏清热解毒、疏散风热之效。

【用法】将板蓝根、石膏、连翘、薄荷、淡豆豉共碾为细末，取药末适量，加葱白共捣，使成泥状。而后取鸡蛋清和蜂蜜，与药泥调拌和匀，制成一个圆形小药饼备用。把药饼加热，乘热填于患者脐孔中，以指按平。外用纱布一块覆盖，以胶布固定。每天换药1次，患者贴敷后食用热粥助汗，汗出即病愈。

【出处】郭晓玉.敷脐治疗感冒［J］.河南中医药学刊，1997（01）：35.

4. 中成药敷脐治疗风热感冒

【主治】身热恶风，汗出不畅，咳嗽，咽燥，鼻塞，流黄浊涕。舌苔薄白微黄，边尖红，脉象浮数。

【药物】桑菊感冒片或银翘感冒片。

【方解】本膏敷方中桑叶、菊花、薄荷具有疏散风热之功；连翘清热解毒疏风；甘草调和诸药、化痰止咳，合而共奏疏风清热、宣肺止咳之效。

【用法】将药片研细，加水或姜汁，调成膏状。将药膏敷于脐部，外用纱布1块覆盖，以胶布固定，每天换药1次。

【出处】郭晓玉.敷脐治疗感冒［J］.河南中医药学刊，1997（01）：35.

5. 敷脐治疗感冒

【主治】风寒感冒。症见发热恶寒，无汗，头痛，肢节酸痛，时流清涕，咽痒，咳嗽。舌淡，苔白而润，脉浮紧。

【药物】桑叶3克、菊花3克、杏仁3克、连翘3克、桔梗3克、甘草3克、薄荷3克、葱白5克、白蜜1匙。

【方解】本方中桑叶、菊花、薄荷均可疏风清热；连翘清热解毒；桔梗宣开肺气，祛痰排脓；杏仁辛温疏散、宣肺除痰；甘草轻宣肺气、祛痰止咳，同时起到调和诸药的作用。合而共奏疏风清热、宣肺止咳之效。

【用法】将以上诸药研细，加白蜜调匀，制成饼状，将制好的药饼敷于脐上，外用纱布1块覆盖，以胶布固定，每日换药1次。

【出处】郭晓玉.敷脐治疗感冒［J］.河南中医药学刊，1997（01）：35.

6.脐疗治疗小儿感冒

【主治】小儿感冒。

【药物】紫苏叶10克、荆芥6克、秦艽6克、防风6克、蔓荆子6克、香附8克、陈皮8克、川芎3克、生姜9克、甘草5克。

【方解】方中苏叶、荆芥为辛温芳香药，可发汗解表为君；防风、秦艽、蔓荆子可祛风除湿，除头身痛为臣；香附、陈皮、川芎可理气和血，为佐药；生姜辛散，甘草和中为使。配合成方，疏散风寒，调和气血，其病自愈。

【用法】以上诸药共同研细，取药粉适量，加米酒，调成膏状，敷于脐部，外以6cm见方的胶布固定，每日换药1次。

【出处】段昭侠.脐疗治疗小儿感冒126例临床观察［J］.吉林中医药，2004（09）：31.

7.细辛敷脐预防感冒

【主治】预防感冒。

【药物】细辛8～10克。

【方解】细辛气味辛温，有发散风寒作用，入心、肾、肺、肝四经。细辛敷脐（神阙穴为任脉重要穴位）是利用该药穿透开滞之功效，循经络运行以达咽喉及面部，从而预防感冒。

【用法】将细辛用沸水冲泡，而后将水沥去，待不烫手时敷于脐部，即神阙穴，其外部覆盖一塑料纸，使其保持湿润，再以绷带固定12小时。每周1次，可连用2～4次。

【出处】黄星.细辛敷脐预防感冒16例［J］.中医外治杂志，1999（03）：18.

8.神阙穴敷药治疗感冒

【主治】风寒感冒、风热感冒。

【药物】风寒感冒方：羌活10克、细辛10克、白芷10克、杏仁10克、复方阿司匹林8.4克、麻黄素50mg、马来酸氯苯那敏80mg。

风热感冒方：石膏20克、金银花5克、黄芩5克、大黄5克、复方阿司匹林4.2克、马来酸氯苯那敏40mg。

【用法】上药共研细末，和匀。取适量敷脐，外用纱布固定覆盖。

【出处】李珍杰.神阙穴敷药治验举隅［J］.甘肃中医学院学报，1992（03）：34–35.

9.流感散敷脐治疗流行性感冒

【主治】流行性感冒初起。

【药物】荆芥30克、防风30克、金银花30克、连翘30克、薄荷9g、葛根9克、白芷15克、冰片3克。

【方解】方中金银花、连翘辛凉解表,能疏散风热,气味芳香,可辟秽化浊,兼顾温热病邪易蕴结成毒及多夹秽浊之气的特点;薄荷善疏散风热,清利头目,解毒利咽;葛根长于解肌退热生津;防风、荆芥为辛温解表药物,辛凉剂配伍少量辛温之品,有利于透邪;白芷祛风除湿通窍,冰片通经络,透肌肉,引药入病所。诸药配伍既可疏散风邪,又能清热解毒,具有外散风热、内清热毒之功,构成疏清兼顾,以疏为主之剂。

【用法】除冰片外7味药共研为细末,而后加入冰片,研匀,贮瓶内密闭,备用。取药散30克,加入适量鸡蛋清或生姜汁拌匀,调为膏状,捏为药饼3枚,分别敷于神阙穴和双侧足心涌泉穴,以纱布和胶布固定,每日换药1次,连贴3~5天。

【出处】程爵棠.肚脐疗法治百病［M］.人民军医出版社:北京,2013:15.

二、咽喉炎

1.中药敷脐法治疗慢性咽炎

【主治】肾气虚所致的慢性咽炎。

【药物】黄芪、防风、肉桂、白术。

【方解】黄芪补气,可益气固表,为君药。白术健脾兼益气,助黄芪益气固表,为臣药。肉桂辛热,温补肾阳,助黄芪补肾气。防风御风邪,为佐药。黄芪得防风,固表不留邪;防风得黄芪,驱邪不伤正。诸药配伍补中有散,共奏益气固表之功,增强人体抵御外邪的能力。

【用法】上述药物共研细末,脐(神阙)部消毒后,趁湿撒药0.5克,纱布覆盖,胶布固定。

【出处】罗和古等.脐疗巧治病(下册)［M］.中国医药科技出版社:北京,2008:389.

2.子午效灵膏治疗慢性咽炎

【主治】慢性咽炎。

【药物】白芥子20克、山栀子20克、白芷10克、使君子10克、皂角10克、川芎10克、草乌10克、桃仁10克、芦荟10克、杏仁10克、细辛5克、冰片（少量）。

【用法】上述诸药，研为细末，加适量姜汁，调为膏状，涂敷于脐部神阙穴，外敷纱布，以胶布固定。每日换药1次。

【出处】蒋系林，王振涛.中华脐疗大全［M］.中国中医药出版社：北京，1998：605.

三、咳嗽

（一）外感咳嗽

1.足反射法与中药敷脐疗法治咳

【主治】外感肺咳。

【药物】半夏5克、桔梗5克、制马前子5克、南星5克、桃仁5克、杏仁5克。

【方解】杏仁、半夏、桃仁、杏仁、桔梗具有化痰止咳之效，天南星化痰散结，马钱子散结消肿。上药共用有效治疗外感咳嗽。

【用法】（1）足反射法选区：肾、输尿管、膀胱、肺、气管、胸、胸部淋巴结、大肠、肾上腺、脾、淋巴系统，侧重脾反射区，10天1个疗程。

（2）药物敷脐疗法：共研细末，每用1～2克，干敷或水调敷脐。1～2天换1次。10天1个疗程。

【出处】吕秉文，吕国丰.足反射法与中药敷脐疗法治咳辨证12例［J］.双足与保健，2001（04）：27-26.

2.六安煎敷脐外治小儿外感咳嗽

【主治】小儿外感咳嗽。

【药物】风寒外感咳嗽：半夏10克、陈皮7.5克、茯苓10克、甘草5克、杏仁5克、白芥子2.5克、紫苏10克、防风10克。

风热外感咳嗽：半夏10克、陈皮7.5克、茯苓10克、甘草5克、杏仁5克、白芥子2.5克、黄芩10克、桑叶10克、连翘10克。

【方解】白芥子、杏仁化痰止咳；半夏善燥湿化痰，又可和胃降逆；陈皮理气行滞，燥湿化痰；甘草化痰止咳，调和诸药。上药合用相辅相成，增强燥湿化痰之力，治痰先理气，气顺则痰消之。佐以茯苓渗湿利水，渗湿以助化痰之力，健脾以杜生痰之源。

【用法】按照辨证取药，共研为末，以干纱布包裹，使温水略湿，外敷于患儿脐部，再以胶布固定，一昼夜换药1次。

【出处】王学俊，狄丽霞，李增奎.六安煎敷脐外治小儿外感咳嗽67例［J］.实用医技杂志，1999（09）：671.

3.中药敷脐法治疗小儿外感咳嗽

【主治】小儿外感咳嗽。

【药物】杏仁、桃仁、皂角、细辛、羌活。

【方解】本方中杏仁降气平喘，其中含有杏仁苷，在胃中水解后产生微量氢氰酸，可起到镇咳作用。细辛辛味浓烈，性善走散，祛风、散寒、止痛。以皂角和羌活配伍可散风止痛、通利九窍。桃仁入大肠之经，取其活血祛瘀之功，渗入神阙穴达经脉，以起到宣肺止咳作用。方剂配伍，简单易行，控制炎症，防止并发症。

【用法】取上述中药免煎颗粒各1袋，混匀，滴水适量，调和为糊状，装入无纺布袋中，置于神阙穴（肚脐）处，以胶布固定。每天换药1次。用量：1周岁以内患儿，每次用混合药物1/4份；2～5周岁患儿每次用混合药物1/3份；6岁以上患儿每次用混合药物1/2份。

【出处】李炜奕.中药敷脐法治疗小儿外感咳嗽疗效观察［J］.吉林医学，2008（03）：235.

4.中药贴脐治风热咳嗽

【主治】咳嗽，吐痰稠黄，口干思冷饮。舌质红，苔黄，脉数。

【药物】黄芩20克、鱼腥草15克、青黛10克、丹参10克。

【方解】黄芩、鱼腥草、青黛清热解毒，丹参性微寒，凉血祛瘀。合药共奏，治疗肺热咳嗽。

【用法】将四味药研为细末，取药末5～10克，加蜂蜜适量，调拌均匀，敷于神阙穴（肚脐）之上，外敷纱布，再以胶布贴紧，2天换药1次。

【出处】赵泽华.中药贴脐治咳嗽［J］.中医外治杂志，1995（01）：42.

5.止咳贴脐膏治疗咳嗽

【主治】慢性支气管炎，咳嗽迁延不愈，痰白量少者；不论新旧咳嗽均可使用。

【药物】生百部、五倍子各等分。

【方解】百部味甘、苦，性微温，入肺经。五倍子味酸、咸、性寒，入肺、肾经，功效敛肺止咳。二药伍用，增强止咳之效。

【用法】将百部、五倍子共研为细末，加30%二甲基亚砜适量，调和成软膏，装20克塑料盒备用；或用水调如糊状。脐部消毒，用止咳贴脐膏敷满，然后用肤疾宁贴膏覆盖，每晚换药1次，贴药后用热水袋温敷片刻。

【出处】吴震西，吴自强.中医内病外治［M］.人民卫生出版社：北京，2007：62.

（二）阴伤燥咳

中药敷脐治疗肺阴虚型咳嗽

【主治】肺阴虚型咳嗽。

【药物】生地10克、百合10克、麦冬10克、五味子10克、人参6克。

【方解】本方集中用生地、百合、麦冬养阴润肺；五味子固表敛汗，敛肺止咳，益气生津；人参补肺气，生津止渴；其中生地有凉血止血功效，百合有抑菌、抗组胺、镇咳作用。

【用法】上述诸药共为细末混匀，装瓶密闭。临用时，先将患者脐窝擦拭净，取适量药粉用凉开水调成糊状，敷贴于脐孔上，填平脐窝即可，再用4cm见方胶布覆盖固定。每天换药1次，7天为1个疗程。

【出处】应德琴.中药敷脐治疗肺阴虚型咳嗽38例［J］.现代医药卫生，2003（10）：1321-1322.

（三）过敏性咳嗽

1.中药敷脐治疗咳嗽（一）

【主治】呼吸道易感症。

【药物】红参、吴茱萸、鹿茸、生甘草、防风各等量。

【方解】红参益气摄血，健脾安神；鹿茸壮肾阳，益精血；吴茱萸助阳止泻，散寒止痛；防风祛风解表，生甘草调和诸药，还具有清热解毒之效。上药补中有泻，补而不腻，共奏温肾健脾之效。

【用法】上药共研细末备用。每次取药粉0.5克，以凡士林调膏涂脐（神阙）。2天换药1次，1个月为1个疗程。

【出处】罗和古等.脐疗巧治病（上册）［M］.中国医药科技出版社：北京，2008：78.

2.中药敷脐治疗咳嗽（二）

【主治】各种咳嗽。

【药物】杏仁、麻黄、生甘草、黄芩各等量。

【方解】杏仁、麻黄、甘草均具有化痰止咳之效；麻黄宣肺平喘，黄芩泻火解毒，甘草清热解毒，调和诸药。上药合用，外散表邪，内清里热，可有效治疗各种咳嗽。

【用法】上述药物共研细粉末，每次2克，蜂蜜调和成膏涂脐（神阙），常规法固定，每日换药1次。

【出处】罗和古等.脐疗巧治病（上册）［M］.中国医药科技出版社：北京，2008：72.

（四）寒饮咳嗽

1. 中药敷脐治疗小儿咳嗽

【主治】痰壅咳嗽。

【药物】大黄、枳实、天竺黄、鸡内金、焦神曲、半枝莲、白花蛇舌草、蛇莓、水牛角中药配方颗粒各1袋，每袋0.5~1克（相当于生药6~12克）。

【方解】方中以生大黄为君，泻下攻积，邪祛则正安；以枳实、天竺黄破气消积，清热化痰，配伍为臣；佐以鸡内金、焦神曲，消食健脾，以增强脾的运化功能；再配以半枝莲、白花蛇舌草、水牛角、蛇莓，以清热解毒之药为佐，助邪外出。诸药合用，已达清热宣肺、消食化滞、调畅气机之功。

【用法】取上述各药的配方颗粒，混匀研细，加温水适量，调为糊状，敷于肚脐处，加敷纱布，再以胶布固定，每日2次，6次为1个疗程。

【出处】潘英英，康静.康静主任医师中药敷脐治疗小儿咳嗽临床应用举隅［J］.中国民间疗法，2012，20（06）：11.

2. 神阙穴敷药治疗咳嗽

【主治】慢性气管炎之咳嗽。

【药物】半夏10克、桔梗10克、制马钱子10克、南星5克、桃仁5克、杏仁5克、五倍子10克、款冬花5克、百部5克。

【方解】百部味甘、苦，入肺经，敛肺止咳。五倍子味咸、酸，入肺、肾经，功效敛肺止咳，杏仁、半夏、桃仁、杏仁、桔梗具有化痰止咳之效，天南星化痰散结，马钱子散结消肿。上药共用有效治疗慢性气管炎咳嗽。

【用法】上药共为细末，每用1~2克，干敷或水调敷脐。

【出处】李珍杰.神阙穴敷药治验举隅［J］.甘肃中医学院学报，1992（03）：34-35.

3. 脐疗治疗顽固性咳嗽

【主治】顽固性咳嗽。

【药物】麻黄10克、白芍10克、半夏10克、桔梗10克、杏仁10克、百部10克、桂枝6克、炙甘草6克、干姜3克、细辛3克、五味子3克。

【方解】方中麻黄、桂枝发汗解表，又可散寒宣肺；干姜、细辛温肺化饮，兼助君药解表；白芍养血敛阴，兼制君药，散中有收；五味子止咳敛肺，开中有合，散而不伤正，收而不留邪；半夏化痰和胃；桔梗化痰利气；苦杏仁降气止咳平喘；百部润肺止咳，外感内伤、暴咳、久嗽皆可用之；炙甘草益气和中、调和诸药。诸药和合，共奏解表散寒、温肺蠲饮、宣肺止咳之功。

【用法】以上诸药粉碎为细末，混合均匀。用时取药粉，加米酒适量，调成膏状，敷于神阙，以6cm见方胶布固定，每日换药1次，7天1个疗程。

【出处】段昭侠.脐疗治疗顽固性咳嗽80例临床观察［J］.中医外治杂志，2004（03）：21.

4.五倍子粉敷脐治疗慢性咳嗽

【主治】慢性咳嗽。

【药物】五倍子。

【方解】五倍子性寒，味酸涩，入胃、肺及大肠经。具有涩肠止泻、敛肺降火之功。

【用法】五倍子粉碎为细粉，三伏天申时贴敷，患者卧位暴露脐部，消毒后，取少许药糊填充脐部，以无菌敷贴固定，按压使药物与穴位充分接触；贴敷10~12小时，治疗5天，间歇2天，共治疗10天。

【出处】杨月兰，朱晶，胡元元等.五倍子粉敷脐对慢性咳嗽的效果观察及护理［J］.齐齐哈尔医学院学报，2018，39（06）：734–736.

5.宣肺平喘方治疗慢性阻塞性肺疾病急性加重期痰热壅肺证咳嗽

【主治】慢性阻塞性肺疾病急性加重期痰热壅肺证。

【药物】宣肺平喘方：麻黄3克、葶苈子15克、白芥子10克、白果6克、细辛3克、苦杏仁9克。

【方解】方中白芥子辛温，有温肺化痰、利气散结的功效；白果苦、涩，具有敛肺定喘化痰的功用；葶苈子泻肺气而通水气；苦杏仁苦、温，有清化热痰，止咳平喘作用；细辛，辛、温，具有祛风解表，温肺化饮的作用；麻黄发汗解表，宣肺平喘，利水消肿。诸药合用，可宣肺利气，降气平喘，清肺化痰，改善患者咳嗽、咳痰、气喘症状。

【用法】患者仰卧，暴露脐部，以宣肺平喘方（配方颗粒）加醋适量，调成糊状，做成药饼状湿敷于神阙穴，以敷料覆盖固定，再以红外线灯照射加热有利药物快速吸收，每日2次，每次红外线灯照射半小时，之后撤红外线灯，药饼继续留置半小时。连续治疗1周，14次为1个疗程。

【出处】尹润华，谢伟见，姚亮.宣肺平喘方脐疗联合红外线照射对AECOPD患者肺功能的影响［J］.河南中医，2020，40（11）：1709-1712.

四、过敏性鼻炎

1. 脐灸治疗过敏性鼻炎

【主治】过敏性鼻炎。

【药物】木香、丁香、肉桂、黄芪、冰片。

【方解】黄芪补气、肉桂温中、丁香行气，三者温补脾肾、益气升陷；木香行气止痛，调畅气机，添加少量冰片，增加透药作用。此法灸、药、经络腧穴综合作用，共奏温补肾阳、益气健脾、温通经脉之功。

【用法】上述诸药，研细混匀。制作直径6cm面圈，内径约2cm，须大于患者脐孔直径约0.5cm，置于患者脐部，加上述粉末，上置艾炷灸之，待燃尽后换壮艾炷，再燃烧15分钟，连续施灸1.5小时。灸治结束后以副贴固封药粉，24小时后去除，每周1次，4次1个疗程。

【出处】王金花，罗丹妮，代凯凯等.脐灸治疗过敏性鼻炎验案［J］.世界最新医学信息文摘，2018，18（58）：227.

2. 中药敷脐治疗过敏性鼻炎

【主治】过敏性鼻炎。

【药物】白芥子、延胡索、细辛、辛夷、苍耳子、肉桂各等量。

【方解】细辛、白芥子、辛夷、苍耳子辛温通窍；延胡索辛温行气止痛；肉桂温经止痛。诸药外敷，可奏开通诸窍经络，祛鼻病邪的目的。

【用法】研成细粉混合，加鲜姜汁适量，调制成圆饼贴，敷于肚脐处，大小应覆盖整个肚脐，再以胶布固定，24小时后取下，每隔10日贴敷1次，3次1个疗程，隔月再行第2个疗程，连治3个疗程。

【出处】赵超.中药敷脐治疗过敏性鼻炎30例［J］.四川中医，1998（02）：45.

3. 中药贴敷脐周穴治疗过敏性鼻炎

【主治】过敏性鼻炎。

【药物】白芥子、细辛、甘遂、干姜、麻黄、苍耳子、辛夷。

【方解】白芥子、细辛、干姜、麻黄、苍耳子、辛夷辛温通窍；甘遂泄水逐饮，与上述诸药，补中有泄，共奏通鼻窍之功。

【用法】上药混合研为细末，加适量姜汁调成膏状，取麝香壮骨膏，剪为3cm见方，取2克药粉置膏上，贴于神阙穴，贴敷一昼夜。10天贴1次，5次后评定疗效。

【出处】李爱琴.中药贴敷脐周穴治疗过敏性鼻炎［J］.中国乡村医药，2002（03）：28.

4.针刺结合脐疗治疗过敏性鼻炎

【主治】过敏性鼻炎。

【药物】麻黄1份、姜半夏2份、党参片2份、麸炒白术2份、干姜1份、茯苓2份、细辛1份、五味子1份、石菖蒲1份、苍耳子1份、炙甘草1份。

【方解】本方是经方小青龙汤化裁而成的，同时加通鼻窍的石菖蒲、苍耳子，诸药共用可以起到蠲痰化饮、宣肺通窍的功效。

【用法】取上述药物研为粉末，使用时将已稀释的医用氮酮调配为糊状，外敷于神阙、肺俞（双）、肾俞（双），其中神阙外敷后，顺时针手法摩腹10分钟，然后用TDP灯照射30分钟。24小时后自行摘除，隔日1次，连续治疗2周。

【出处】师强华，尚俊枝.针刺"新吾穴"结合脐疗治疗过敏性鼻炎的临床观察［J］.中国民间疗法，2021，29（12）：47-49.

五、哮喘

1.顺气散敷脐加药囊治疗支气管哮喘

【主治】支气管哮喘。

【药物】紫苏子30克、白芥子15克、猪牙皂10克、姜半夏10克、生麻黄5克、细辛5克、射干10克、黄芩10克、五味子10克、甘草3克。

【方解】顺气散，本方中重用苏子，《本草逢源》谓此紫苏子定喘除嗽、顺气化痰，即顺气散方名之由来，白芥子辛温利气祛痰，共为君药；生麻黄辛温平喘，配伍姜半夏燥湿化痰止咳，共为臣药；猪牙皂辛温，长于化痰，细辛温肺化饮，《本草正义》谓之"宣泄郁滞"，二者共佐君臣，加强化痰平喘作用；射干既可清肺，又能利咽化痰，黄芩清热燥湿、泻火解毒，二者则于温热之方中反佐其燥烈之性，再配五味子酸敛肺气，除温燥药耗气伤阴之弊；甘草润肺止咳，缓和药性，身兼佐使二职。全方具有化痰平喘、温肺顺气之功效。

【用法】混合后超微粉碎，将上药1克填于肚脐内，外以5cm见方医用胶贴固定，每天换药1次。第8天起，将上药30克装入棉布袋于胸前贴身佩挂，夏季每月更换2次，冬季每月更换1次。

【出处】陆建中."顺气散"敷脐加药囊治疗支气管哮喘56例临床观察[J].江苏中医药，2008（03）：54-55.

2.回元脐疗法治疗支气管哮喘

【主治】支气管哮喘。

【药物】当归30克、白芥子15克、冬虫夏草15克、肉桂20克、熟地20克、高丽参20克、麝香3克、黄芪18克。

若气逆者加苏子、阿胶；喘甚者加炙麻黄、桂枝；痰多者加牛蒡子、半夏、莱菔子；下肢浮肿着加茯苓皮、葶苈子；自汗者加炙黄芪；唇甲紫青色加丹参、红花；肾阳虚者加附子。

【方解】方中高丽参、黄芪、冬虫草益气固本，补元纳气，敛阴润肺；当归、熟地补阴益肾固本；肉桂温补肾阳，引火归原；麝香开窍透脐，活血脉，通元阳，白芥子宣肺平喘。诸药合用共奏温肾助阳，回元纳气，扶正固本之功，意在肾气正气充足，元阳之气归复，五脏得以温煦，气机和顺，运化正常，喘息自平。

【用法】将上述中药粉碎成细末，用水和成饼状，约6cm×6cm大，粗针扎无数小孔，然后再往肚脐部灌入麝香0.3克，樟脑2克，苏合香3克，盖上药饼，用艾卷在药饼上灸疗，1次10个艾卷，15天治疗1次为1个疗程。

【出处】张晋华，张博.回元脐疗法治疗支气管哮喘64例[J].陕西中医，1995（10）：438.

3.脐疗法防治支气管哮喘

【主治】支气管哮喘。

【药物】白芥子25克、延胡索25克、甘遂25克、细辛25克、麝香1克。

若年老气虚、咳喘汗出者，加五倍子、五味子各10克。

【方解】本方白芥子、细辛、麝香等性味多为辛温，发散走窜，有较强的穿透力；同时利用夏日阳气旺盛，可激发体内阳气，使药物经穴位随经络直达病所，共奏宣肺平喘、温肺祛痰之功效。

【用法】上述药物共为末装袋备用。初伏、中伏、末伏每隔10天治疗1次。取上述粉末用姜汁或醋调成糊状，做成圆形药饼（直径约2cm），置于神厥穴上，覆以塑料薄膜，后以胶布固定。贴敷时间4~6小时，如局部有灼热或疼痛等不适，可提前取下；若贴后局部有微痒、发热等较舒适感觉，可多贴几小时，一般应连续贴3年。

【出处】秦志中.脐疗法防治支气管哮喘100例疗效观察［J］.四川中医，2004（01）：47-48.

4.敷脐疗法治疗小儿哮喘

【主治】小儿哮喘。

【药物】白丑20克、黑丑20克、槟榔粉7.5克、木香粉7.5克、大黄粉30克。

【用法】将牵牛子炒至半熟，研细，与其余药粉混匀，加入适蜂蜜量，调匀，捏为圆形小饼，以盖满脐孔为度，敷以纱布，胶布固定。1次/天，10天为1个疗程。

【出处】小儿哮喘的外治疗法［J］.中国社区医师，2019，35（06）：81.

5.哮喘贴脐

【主治】支气管哮喘。

【药物】麻黄、吴茱萸、白芥子各等份。

【方解】白芥子降气化痰，麻黄宣肺平喘，吴茱萸辛温降气，增强平喘之力。诸药合用，共奏温经通络，降气平喘之功。

【用法】上述诸药共同粉碎为细末，加姜汁适量，和成糊状，备用。将药纳入患者肚脐内，压紧按平，外敷胶布固定。2天换1次，一般10至15天可痊愈。

【出处】谭孝清.哮喘贴脐验方［J］.四川中医，1991（03）：15.

6.中药敷脐治疗儿童哮喘

【主治】儿童哮喘急性发作期。

【药物】①寒性哮喘：麻黄0.5克、细辛0.5克、桂枝2克、干姜2克、五味子2克、白芍各2克、甘草1克。

如有胸闷、烦躁兼热者加石膏3克，黄芩2克；咳甚者加紫菀、款冬各2克；哮甚者加白芥子2克；喘甚者加葶苈子0.5克；痰多者加半夏1克。

②热性哮喘：生麻黄0.5克、杏仁1克、生甘草1克、桔梗1克、前胡1克、生石膏3克、贝母2克、苏子2克、莱菔子2克、白芥子2克。

如热重便秘者加桑白皮、瓜蒌、芦根各2克；痰多者加陈皮、竹沥各2克，半夏1克。

③痰湿哮喘：陈皮2克、茯苓2克、白术2克、太子参2克、山药2克、

白芥子2克、炒谷芽2克、炒麦芽2克、半夏1克、甘草1克。

如喘甚者加麻黄0.5克，款冬花2克；哮甚者加苏子2克；痰多者加紫菀、瓜蒌各2克。

④虚性哮喘：党参2克、白术2克、防风2克、五味子2克、桑白皮2克、苏子2克、陈皮2克、厚朴2克、当归2克、川芎2克、半夏1克、甘草1克、前胡1克。

如喘甚者加地龙2克；哮甚者加贝母、百部各2克；痰多者加瓜蒌2克、竹茹2克；夜卧不宁者加白芍2克，远志1克；便溏者加苍术、白术各2克；便秘者加瓜蒌2克。

【方解】①寒性哮喘：方中以麻黄和桂枝发汗解表，宣肺平喘；白芍加桂枝以调营卫；干姜配细辛温肺化饮，辛散风寒；五味子温敛肺气止咳，防止肺气耗散，半夏燥湿化痰，化饮降浊；甘草配白芍酸甘化阴，缓和辛散之性，共奏散寒解表，化饮平喘之功。②热性哮喘：本膏敷中生石膏、贝母清热泻火；紫苏子、莱菔子降气止咳平喘，桔梗、前胡宣降肺气，止咳平喘；白芥子温肺祛痰，甘草合中祛痰，合而共奏降逆平喘，清化热痰。③方中半夏辛温，具燥湿化痰，和中降逆之功；陈皮苦辛而温，可理气行滞，燥湿化痰。茯苓味甘淡，健脾渗湿，白术苦、甘而温，燥湿健脾，燥湿渗湿以助化痰之力，健脾化湿可断生痰之源。太子参、山药、白芥子、炒谷芽、炒麦芽均可健脾益气；以甘草为佐使，调和诸药。综合本方，燥湿理气祛已生之痰，健脾渗湿杜生痰之源，共奏理气和中，燥湿化痰之功。④苏子降气、半夏化痰，止咳平喘；前胡、厚朴具宣降肺气，止咳平喘功效，协主药以治上实；党参、白术、五味子、桑白皮可益气健脾，又能补肾治下虚；当归养血润燥，治喘咳上逆；川芎行气，透达经络；甘草和中祛痰，诸药共用，治疗虚性咳嗽。

【用法】将上述中药用粉碎成药粉，过100目筛，备用。然后根据中医辨证，取相关粉末，加入渗透剂、蜂蜜、凡士林适量，调成糊膏状，先消毒患儿脐部，取适量药膏敷于肚脐。一般以填满患儿的脐窝，并高于皮面0.3cm为度，再覆以胶布粘贴固定，24小时更换1次，3次为1个疗程。

【出处】周志荣.中药敷脐治疗儿童哮喘326例［J］.浙江中医杂志，2006（03）：153.

7. 中药辛桂散敷脐治疗支气管哮喘

【主治】支气管哮喘缓解期。

【药物】辛桂散：细辛10克、白芥子10克、苍术10克、公丁香6克、肉桂6克、法半夏6克、麝香2克。

【方解】辛桂散中的药物主要为温阳散寒、祛痰化饮之品，方中细辛辛而温，功专祛风散寒、温肺化饮；肉桂辛甘大热，补火助阳以通经脉；白芥子辛温，利气豁痰力强，又能温中散寒、利膈宽胸而化痰饮；苍术善燥湿健脾，外祛风湿，内化脾胃之湿；公丁香温中降逆、温肾助阳；法夏专长燥湿化痰，为治湿痰要药；麝香善走窜，开窍通络，通达肌骨，使诸药之性易透过皮肤渗入脉络发挥作用。

【用法】用少量温开水将辛桂散调膏贴脐，每日换药1次，10日为1个疗程。每年自小暑始，据患者耐受程度，每年贴敷3～6个疗程，此后1年内不再给予其他治疗。

【出处】张瑜，张忠德，邓屹琪.中药辛桂散敷脐治疗支气管哮喘缓解期45例［J］.辽宁中医杂志，2007（04）：442-443.

六、失眠

1.安神敷脐方结合神阙穴按摩治疗失眠

【主治】心肾不交之失眠。

【药物】肉桂0.3克、冰片1～2克、吴茱萸3克、黄连5克。

【方解】方中黄连苦寒清心泻火，肉桂辛热引火归原，二者合用可使心火下降，水火既济，改善心肾不交病机。吴茱萸辛散能散能温，苦热能燥能坚，取其散寒温中、燥湿解郁之功，其性虽热，但可引热下行，具从治之功；冰片性善走窜，开达诸窍，芳香之气能辟一切邪恶。

【用法】每夜临睡前取药粉1份，敷于肚脐（神阙），以手顺时针方向揉按神阙穴36周，早晨取下，佩戴时间约7～8小时。每袋药物使用5日，药味减淡后可更换药袋。

【出处】杨斌，陈阳，黄琰.安神敷脐方结合神阙穴按摩治疗心肾不交之失眠90例疗效观察［J］.海峡药学，2012，24（10）：128-130.

2.安神灵敷脐治疗失眠症

【主治】失眠。

【药物】安神灵：谷维素60mg、维生素B$_1$ 60mg、安定5mg、654-2注射液10mg。

【方解】中医认为失眠与心、脾、肝、肾等脏腑及阴血不足有关，其病理变化属"阳盛阴衰，阴阳失交"，如暴怒、思虑、忧郁、劳倦等伤及诸脏；精血内耗，则神不守舍，营血亏虚，不能上奉于心，以致心神不安，病程日久，每多形成顽固性失眠，故失眠症虚者尤多。自制安神灵（谷维素、维生素B_1、安定、654-2注射液）外敷神阙穴，其中维生素B_1、谷维素、安定具有能改善自主神经功能，调节精神神经和镇静安神的作用；654-2注射液可扩张局部血管，与以上药物调和使用可促进药物吸收作用；神阙穴（肚脐）属于任脉，为五脏六腑之体，元气归藏之根。与督脉相表里，共司人体诸经百脉，药物通过神阙穴达诸经络直接影响五脏六腑，以调整五脏六腑气血之功能，从而达到祛除病邪，温通腑气，升清降浊，调理气机的作用。

【用法】将谷维素、维生素B_1、安定共研细末，加654-2调为糊状，填于神阙穴，后以药棉吸附液体，并覆于在药糊上，再盖塑料薄膜，用胶布封闭后热敷20分钟，每天1次，7天为1个疗程。

【出处】王秀兰，李冰.安神灵敷脐治疗失眠症疗效观察及护理［J］.现代临床护理，2008（01）：29-31.

3. 丹硫膏贴脐治疗失眠

【主治】失眠。

【药物】丹参20克、远志20克、石菖蒲20克、硫黄20克。

【方解】远志可安神益智，消肿祛痰，可用于心肾不交所致失眠健忘之症；石菖蒲豁痰开窍，益智醒神；丹参活血祛瘀，清心除烦。上药配伍共奏安神益智之效。

【用法】以上四味药共研为细末。用时加白酒调成膏状，贴于肚脐处，再以棉花填平，以胶布固定，每晚换药1次。

【出处】张化南，肖国侠.丹硫膏贴脐治疗失眠［J］.吉林中医药，1989（03）：28.

4. 复方琥珀膏外用治疗失眠

【主治】失眠。

【药物】琥珀10克、远志20克、石菖蒲20克。

【方解】琥珀主入心肝，定惊安神，与远志、石菖蒲同用用以失眠健忘，并具活血化瘀作用，神阙外敷便于吸收。远志宁心安神；石菖蒲香串疏达、善通心窍，可治健忘、失眠。

【用法】取上述各药，将其共研为细粉，加30%~50%酒精适量，调为膏状，敷于肚脐，用胶布固定，换药1次/天，3~5次为1个疗程。

【出处】陈永霞，于淑芹.复方琥珀膏外用治疗失眠38例临床观察［J］.齐鲁护理杂志，2008（01）：86.

5. 交泰丸敷脐治疗失眠

【主治】失眠。

【药物】黄连粉、肉桂粉、氮酮、蜂蜜。

【方解】黄连性寒、肉桂性热，寒热相济，阴损及阳，寒热交错的证候特点。黄连苦寒清心火，防止肉桂燥热伤阴；肉桂辛热温肾阳，引火归原，使心火得降，肾阳得复；还可降低黄连寒凝之弊；又可温血脉，解气滞；与黄连配合有阴阳相佐，寒热并用，去性取用之功效。共奏水火既济，心肾相交之功，使"阴平阳秘，精神乃至"。

【用法】取黄连粉、肉桂粉、氮酮、蜂蜜，比例为10：1：0.4：10。和为膏装，睡前取膏药4克敷于肚脐，外以胶布固定，第3天早晨。晚上再纳新药。

【出处】李勇.交泰丸敷脐治疗失眠症临床观察［J］.上海针灸杂志，2009，28（05）：256-257.

6. 脐疗安眠方治疗失眠

【主治】失眠。

【药物】酸枣仁（生）、酸枣仁（炒）、夜交藤、夏枯草、半夏、炒远志、石菖蒲、紫石英、紫贝齿。

【方解】方中生酸枣仁清肝、炒枣仁补肝，二药合用，一清一补，清补相济，促进宁心安神之功；夜交藤养心安神，引阳入阴，与君药配伍，可补肝宁心，治失眠之力增强；半夏辛温化痰，降逆止呕，消痞散结；夏枯草清肝散瘀，半夏夏枯相伍，半夏得至阴之气而生，夏枯草得至阳之气而长，可调和肝胆，交通季节，顺应阴阳，引阳入阴而得眠；远志辛温行散，芳香清冽，补养心血，利窍宁心，散瘀化痰；菖蒲辛散温通，通九窍，明耳目，辟浊化湿，理气化痰，活血止痛，远志通于肾交于心，菖蒲开窍启闭宁神，二药伍用，开心窍、通心络、交心肾，益肾健脑聪智，开窍启闭宁神之力增强；紫石英入于血分，上能镇心，定惊安魂，重以去怯，下可益肝，填补下焦，散阴止消，暖胞宫，紫贝齿亦走血分，既能清肝明目，又能镇惊安神，为定惊佳品，二药镇静安神，平肝潜阳之力益彰。全方合用，共奏化痰开窍，调和阴阳，镇惊宁心安神之功。

【用法】①上述各药共研为粉，每次取用3～5克装入滤纸包。②关闭门窗，患者仰卧暴露腹部。③制作直径10cm，内径2.5cm，高1cm的面圈。

④将面圈以脐中为中心，置于脐部。⑤将滤纸包置于面圈内，加无菌注射用水，再加入青盐3克。⑥点燃艾条，置艾灸盒内，并置于治疗部位。⑦结束后，取掉艾灸盒。⑧用无菌棉清理干净。治疗时间为120分钟/次，5次/周，10次/疗程，治疗2个疗程。

【出处】段永峰.脐疗安眠方治疗失眠症60例临床观察［J］.山西中医学院学报，2018，19（06）：36–38.

7. 宁神贴敷脐治疗失眠症

【主治】失眠。

【药物】酸枣仁、生龙齿、五味子、黄连、肉桂。

【方解】黄连苦寒清心泻火，肉桂辛热引火归原，二者共用交通心肾，水火相济；酸枣仁与五味子补肾宁心、益肝安神；生龙齿强于镇惊安神，诸药合用克共奏滋阴潜阳，交通心肾，平肝宁心，镇惊安神之功。

【用法】取宁神贴，敷贴于神阙穴，每晚1次，7天1个疗程，共28天。

【出处】付霆，许斌，张介眉.宁神贴敷脐治疗失眠症［J］.吉林中医药，2014，34（02）：142–144.

8. 中药敷脐治疗失眠

【主治】失眠。

【药物】远志30克、石菖蒲30克、朱砂10克、炒枣仁40克、生牡蛎30克。

痰热内扰配伍胆南星30克，半夏30克，黄连15克；阴虚火旺配伍龟甲30克；心脾两虚配伍黄芪30克，当归20克；心胆虚怯配伍琥珀10克，磁石30克；肝郁有热配伍丹参30克，硫黄20克。

【方解】所用药物均为镇静宁心安神之类，或配以清火、疏肝、祛痰、补益气血之品，故用之皆效。

【用法】用时取上药10～15克，拌老陈醋适量，调成糊状，敷于神阙，外以胶布固定，每晚换药1次，7天为1个疗程（敷药前需将神阙清洗干净）。疗程结束后，休息3天，再行第2个疗程。

【出处】赵保国，黄河伟.中药敷脐治疗失眠72例［J］.中医外治杂志，2006（06）：37.

9. 中药敷脐治疗经前期失眠

【主治】经前期失眠。

【药物】三七10克、丹参12克、石菖蒲20克、远志20克、红花8克、香附6克。

【方解】用三七、丹参、石菖蒲、远志、红花、香附达活血化瘀之功，借白酒通经之力，外敷脐部直接宣泄冲任血脉之盛气，使冲任协调，水火相济，神安则寐。

【用法】上述药物，混合研粉，加40度白酒适量，调成稠膏状，填充肚脐处，外以胶布固定。月经前1周即可开始治疗，每天睡前换药1次，连续治疗10天为1个周期，3个月为1个疗程。

【出处】刘卫平.中药敷脐治疗经前期失眠症56例［J］.中医外治杂志，2006（03）：61.

10.隔药灸脐法改善肾虚衰老患者睡眠

【主治】肾虚衰老患者睡眠质量不佳。

【药物】人参、桑寄生、川续断、炒杜仲、制黄精、生乳香、生没药、生白芍、炒白术、大青盐、生大黄、麝香。

【用法】以上药物混合，粉碎，过100目筛，筛取细末，备用。制成艾炷置于脐部，连续施灸2小时。

治疗步骤：①制作面圈：温水调和面，制成圆饼状，直径约8cm，厚约2cm，边缘高出约1cm，中间挖一大小略大于患者本人脐孔的小圆孔。②制作艾炷：双掌将艾绒搓成大小适宜的艾绒团，而后夹于左手拇指与食指之间，再以右手拇指与食指将艾团向内挤压，使艾团压缩成为上尖下平的三棱形艾炷，随做随用，艾柱高约1.5cm，直径约1.5cm。③患者露出脐部，将面圈放在脐部，使神阙穴与面圈的孔对齐，然后取上述药末约8～10克，将肚脐填实，再将艾炷放于药末上，点燃艾炷。艾炷燃尽即更换。连续施灸2小时。④施灸结束后，以胶布固封脐部药末，1天后自行揭下，用温开水清洗脐部。

治疗时间及观察周期：每周治疗1次，1个月为1个疗程，治疗2个疗程。

【出处】白伊豪.隔药灸脐法对肾虚衰老患者睡眠质量的临床研究［D］.山东中医药大学，2017.

11.珠母丹参膏敷脐治疗失眠

【主治】老年失眠，症见入眠时间延迟，早醒，深度睡眠时间短，或白天伴有精力不足、头晕、疲乏、情绪变化等症状。

【药物】珍珠母10克、丹参10克。

【方解】珍珠母丹参膏，珍珠母可入心、肝经，功能稳心安眠；丹参可入心经、性寒，具清心凉血、除烦安神、养血之功效，可用于不寐心烦，又可用于心阴不足而致失眠心悸。

【用法】上药混合，共同研粉。先用医用酒精擦净脐部，取药粉，加适量温开水，调成膏糊状，敷于神阙穴内，外以胶布固定。每晚睡前1次，连用

5~7天为1个疗程。

【出处】张奇文.中国膏敷疗法［M］.中国医药科技出版社：北京，2018：306.

12. 调神安眠方治疗心肾不交型失眠症

【主治】心肾不交型失眠症。

【药物】黄连、夜交藤各15克，酸枣仁6克，肉桂5克，黄芩、芍药、半夏、夏枯草各3克。

【方解】调神安眠方脐疗方中，黄连、黄芩、夏枯草可清热燥湿、泻火解毒；肉桂、芍药可温补肾阳、补心养血；酸枣仁、夜交藤可养心安神、疏肝理气；半夏可散逆气、除烦止呕，全方共奏补肾养心、泻火安神之功效，同时在内病外治的理论指导下，将药物覆盖于脐部即神阙穴，其为五脏六腑之根本、经络之总枢、经气之汇海，再将艾炷置于药粉上并点燃，可避免肝脏的首过效应，增加药物渗透性；调神安眠方脐疗利用了神阙穴的特性、经络的调节功效，激发经气，并通过发挥艾灸的温热效应，促进药物吸收，循经络入脏腑，达到补益心肾、养血生津之功效，使机体阴阳恢复平衡，脏腑趋于和调，以此改善心肾不交型失眠症患者的睡眠质量，改善临床症状

【用法】将药物用打粉机粉碎，过80目筛，充分搅拌混匀密封备用。用温水调和药粉制成糊状，叮嘱患者取仰卧位，常规消毒脐部后，然后将特制的糊状药粉放于脐中，将洞巾铺好，将艾炷置于药粉上并点燃，连续施灸2~3壮（每个艾炷谓1壮），结束后，运用巴布贴固封脐中药粉，待2小时后取下，并且清洗脐内残留药物，5次/周，治疗3周。

【出处】蔡志晓，范慧婕，李孔正.调神安眠方脐疗治疗心肾不交型失眠症的疗效与机制研究［J］.现代医学与健康研究电子杂志，2022，6（09）：82-85.

13. 老年性失眠

【主治】老年性失眠。

【药物】吴茱萸15份、肉桂15份、冰片1份。

【方解】吴茱萸入脾、肝、肾经，既可温经散寒止痛，又可化阴，其性虽热，但具有引热下行之功效，使虚火下降，从而达到滋阴降火之功。配伍肉桂温通辛散，一可温肾阳，引火归原，心火得降，肾阳得复，二则温通血脉，气滞血凝可解。吴茱萸与肉桂相配伍，心肾交通，行滞开结，具有安神定志之功，加用少许冰片，辛寒走散，亦有开窍醒神的作用。

【用法】以吴茱萸为主药，将中药吴茱萸、肉桂、冰片打磨成细粉，按

15：15：1的比例增添到容器里，用醋汁调匀成膏状，每次用药膏15克左右。夜晚睡觉前贴敷在神阙上，清晨起床后拿下。隔天1次，14天为1个疗程。总疗程为2个月。

【出处】陈瑾，肖碧银，邱小雅，等.加味吴茱萸散脐疗从肾论治老年性失眠的临床研究［J］.光明中医，2021，36（11）：1817-1820.

14. 康复期乳腺癌气血两虚型患者癌因性疲乏

【主治】康复期乳腺癌气血两虚型患者癌因性疲乏。

【药物】当归30克、砂仁10克、白芍12克、白术12克、厚朴10克、黄芪30克、甘草9克、川芎20克、茯苓20克、陈皮10克。

【方解】黄芪味甘性温，为升阳补气之圣药，亦有补气生血之功效。当归补血调经，活血止痛，白芍酸甘化阴，可养血调经，敛阴止汗，与当归共奏补血养阴之效；同时加以陈皮、白术理气健脾，与补血药物合用，使无形之气得补，有形之血得养，肝脾得健，气血得生。川芎行气活血，使诸药补而不滞。茯苓利水渗湿、健脾止泻，解体内湿浊之邪，调畅中焦气机枢纽，使诸补益药濡润而不滋腻碍脾。厚朴解郁散结，燥湿消痰，苦辛通降，配砂仁化湿醒脾，辛散温通，使整体气机升降有度。甘草补脾和胃，调和药性。以上诸药合用，可使患者气血生化有源，机体气机调达顺畅，共筑扶正祛邪、补气养血之功。

【用法】药物粉碎，过120目筛，密封备用。先制作直径约8cm，厚约2cm的面碗（要求碗中间有略大于患者脐孔的圆孔）备用。以《刺法灸法学》为规范制作数壮直径约2cm，高约2cm上尖下平的三棱形艾炷（以燃烧20分钟为宜），随做随用。令患者仰卧，充分暴露脐部，将面碗孔与脐孔对齐置于脐上，取适量上述药末填满肚脐、塞实，艾炷置于碗中药末上，点燃艾炷。待艾炷完全燃尽，更换艾炷。以研究对象局部产生温热、舒适感为度。连续施灸6壮，约2小时。脐疗结束后用医用敷贴固封脐中药末，1天后自行揭下。每周1次，4周为1个疗程，共治疗2个疗程。

【出处】杨婷婷.脐疗治疗康复期乳腺癌气血两虚型患者癌因性疲乏的临床研究［D］.山东中医药大学，2021.

15. 老年阳虚失眠

【主治】老年阳虚失眠。

【药物】肉桂、砂仁、黄柏、甘草各6克，生龙骨15克，蜂蜜适量。

【方解】方中黄柏味苦入心，禀冬天寒水之气而入肾。砂仁辛、温，可纳五脏之气而归肾。黄柏之苦和甘草之苦，苦甘能化阴，砂仁之辛合甘草之甘，辛甘能化阳，阴阳化合，则水火既济，心肾相交。肉桂为君药，入肾经，可补火助阳，温经通脉，能补心肾之阳，与砂仁同用，增强温补肾阳，消尽僭上之阴气，使上下无偏盛。生龙骨甘涩平，入肾经，可增强镇摄浮阳、安神定志之功。蜂蜜味甘、性平，归脾、肺、心经，可调和诸药，制成药丸外敷肚脐中，共奏温补肾阳、镇摄浮阳、安神定志之效，故阳虚体质，失眠症状得到明显改善，不会对药物产生依赖性，且疗效稳定。

【用法】前五味中药混匀，研成细粉，用蜂蜜适量调和均匀，搓成丸状，将脐周及脐中擦洗干净，外敷肚脐中，并用胶布固定，每次外敷4小时，每日1次，7日为1个疗程。1个疗程结束后，休息3日，再继续第2个疗程，连续治疗4个疗程。

【出处】胡佑志.自制蜂蜜药膏敷脐治老年失眠［J］.中国蜂业，2020，71（08）：46.

16.归脾汤养心安神方治疗心脾两虚型失眠

【主治】心脾两虚型失眠。

【药物】归脾汤养心安神方：白术15克、茯神15克、黄芪15克、龙眼肉10克、酸枣仁15克、木香8克、党参12克、当归6克、炙甘草6克、远志10克。

【方解】方中重用参、芪、术、草以益气健脾，再配茯神、酸枣仁健脾、养心安神，辅以远志安神益智。其中当归可以益气和血，黄芪能够补气健脾，使血旺气行；白术健脾益气、燥湿；木香用于调畅气机、益气健脾，有阳中求阴之意；党参补中，益气，生津，健脾益肺；酸枣仁、茯神，养心安神、疏肝理气、重镇定志；甘草在中药中亦称为"国老"，具有温中补气益脾，调和诸药的功效；诸药合用共奏益气补血、健脾养心之功效。

【用法】中药用超微粉机粉碎，药末密封储存，备用。①面圈的制作：以温水调和小麦粉（重量比例1：1）面质软硬及面圈大小适中，将面团制成圆钵状（直径约6~7cm，内底厚约2.5cm，外缘高约3~4cm），在其正中间做一与肚脐大小相当的小孔（直径约2cm），留以备用。②艾盅准备：将纯净、陈久的艾绒放在中单上，用拇、食、中三指，边捏边旋转，把艾绒填满于艾盅内。③充分露出脐部，用75%酒精清洁脐部，待干后沿脐部粘贴防烫伤贴，将面圈放于患者脐部，圆孔正对患者肚脐，将圆孔及肚脐填满药物粉末（约6~8克），稍填实。将艾盅放于面碗上连续施灸。施灸2盅，灸至皮肤发红为宜，约50分钟。④治疗结束后，留少量药粉于肚脐中，使用封脐贴封脐。保留2~4小时后，嘱患者自行去除封脐贴，取出药粉，用温水清洗肚脐。⑤施灸时间安排在每日下午，每次施灸约2盅，每盅约20分钟，隔日1次，每周治疗3次，12次为1个疗程，共治疗1个疗程。

【出处】李静.隔药灸脐联合循经穴位按摩在心脾两虚型失眠中的应用研究〔D〕.湖州师范学院，2020.

七、血管神经性头痛

1. 中药贴敷治疗偏头痛（一）

【主治】偏头痛，其症头痛剧烈，部位较固定，疲劳和情绪激动时易发作。

【药物】川芎3克、白芷3克、生石膏6克、伤湿止痛膏1贴。

【方解】川芎为治疗头痛之要药，活血止痛；白芷可止痛祛风；石膏清泄肺胃之热，阻起炎上之势，合而治疗风热上扰之偏头痛。

【用法】取生石膏等3味药，研成细粉，贮瓶备用。临用洗净患者神阙附近皮肤，而后取粉末约2克，置于神阙之内，上覆以棉球，外加伤湿止痛膏封闭。每日换药1次，病愈为度。

【出处】罗和古等.脐疗巧治病（上册）〔M〕.中国医药科技出版社：北京，2008：334.

2. 中药敷脐治疗偏头痛（二）

【主治】偏头痛。

【药物】草乌6克、生石膏12克、细辛1克、薄荷1克、胡椒1克。

【方解】薄荷疏散风热，石膏清泄肺胃之热，阻起炎上之势；全蝎入肝经，有平肝搜风、通络止痛的功效；细辛含挥发油，味辛善走窜，且性主升浮，善去头面之风而止痛；胡椒意为增强药物的辛窜渗透之力，草乌有镇静镇痛和麻醉的作用。故本方可有效治疗风邪上攻，病久邪入于络，经络瘀阻之偏头痛。

【用法】将上述药物共研为细末，用白酒调和，敷于脐部（即神阙穴）和太阳穴，胶布固定。

【出处】罗和古等.脐疗巧治病（上册）〔M〕.中国医药科技出版社：北京，2008：335.

3. 中药敷脐治疗肝阳上亢所致头痛

【主治】肝阳上亢所致的血压升高者，或见头痛头晕。

【药物】川芎30克、白芷30克、吴茱萸30克。

【方解】川芎为治疗头痛之要药，白芷又可祛风止痛，吴茱萸兼能降血压。合用治疗肝阳上亢所致头痛。

【用法】将上药共研为极细末，贮瓶备用。治疗时取少许药末用脱脂棉球裹成小球状，填于患者的脐孔（神阙）内，胶布固定。若患者感觉肚脐（神阙）处发痒，可将药物揭去，待不痒以后再敷贴。一般每日敷贴1～2次，每次1～2小时。

【出处】罗和古等.脐疗巧治病（上册）[M].中国医药科技出版社：北京，2008：336.

4.中药敷脐治疗肝阳头痛（一）

【主治】肝阳上亢所致的头痛。

【药物】天麻3克、生牡蛎3克、栀子3克、活地龙适量。

【方解】方中天麻平肝潜阳，牡蛎、地龙平肝息风，栀子清肝火，合而共奏平肝潜阳滋阴之效。

【用法】天麻、生牡蛎、栀子共研细末，与地龙同捣如泥。敷脐，每日换药1次。

【出处】蒋系林，王振涛.中华脐疗大全[M].中国中医药出版社：北京，1998：111.

5.中药敷脐治疗肝阳头痛（二）

【主治】肝阳头痛。

【药物】石决明60克、草决明60克。

【方解】石决明、草决明平肝潜阳，治疗肝阳上亢之头痛。

【用法】上药共研细末，贮瓶备用。临用前取药末适量以浓茶汁调敷神阙穴或两太阳穴，干则换药。

【出处】蒋系林，王振涛.中华脐疗大全[M].中国中医药出版社：北京，1998：111.

6.中药敷脐治疗高血压头痛

【主治】高血压头痛。

【药物】川芎、吴茱萸各等份。

【方解】川芎活血化瘀、通经活络、祛风止痛；吴茱萸疏肝下气、降血压。

【用法】将上药共研为细末，每次取5～10克填入脐孔（神阙穴），上以麝香风湿膏封闭固定，3天换1次药，11个月为1个疗程。

【出处】罗和古等.脐疗巧治病（上册）[M].中国医药科技出版社：北京，2008：336.

7.中药敷脐治疗血瘀头痛

【主治】血瘀头痛。

【药物】红花10克、桃仁10克、川芎30克、白芷30克、细辛6克、全蝎10克、麝香0.9克。

【方解】红花、桃仁可活血化瘀；川芎可通经活络，祛风止痛；白芷长于散风止痛；全蝎善息风止痉，通络止痛；麝香及细辛气香浓烈，通经络，透肌肉，引药入内。全方和合奏活血化瘀、通络止痛之效。

【用法】将上药共研为细末，密贮备用。临用前取药粉适量加少许白酒调敷脐部，外以胶布固定。每2~3日更换1次，每日热敷15~30分钟。

【出处】蒋系林，王振涛.中华脐疗大全［M］.中国中医药出版社：北京，1998：112.

八、抑郁症

1.礞石丹治疗抑郁症

【主治】抑郁症。

【药物】石菖蒲10克、郁金10克、胆南星10克、茯苓10克、法半夏10克、远志10克、艾叶10克、青礞石20克、透骨草20克。

【方解】石菖蒲、远志豁痰安神，胆南星、法半夏长于燥湿化痰；郁金可解郁开窍，能清心热，可用于心窍痰蒙，热陷心包之神昏；艾叶祛痰；茯苓养心安神；青礞石攻逐陈积伏匿之痰，透骨草祛风除湿，与上诸药共祛风痰，治疗痰邪所致癫证。

【用法】将青礞石先煎30分钟，再入其余诸药，煎煮30分钟，滤取药汁备用。将一洁净纱布浸于药汁内，后敷于神阙、气海、关元穴上约15分钟，而后再敷心俞穴约15分钟。每日1次。

【出处】程爵棠.肚脐疗法治百病［M］.人民军医出版社：北京，2013：270.

2.二十敷脐膏治疗抑郁症

【主治】癔证、抑郁。

【药物】磁石30克、石菖蒲30克、胆南星16克、朱砂16克、远志60克、茯神60克、琥珀20克、橘络50克、川贝母50克。

【方解】磁石、朱砂、琥珀镇静安神，石菖蒲、远志豁痰安神，胆南星燥湿化痰，茯神养心安神。本膏方具有开窍醒神，豁痰安神的功用。

【用法】上药共研细末，过筛和匀，加有机泥或生铁落500克，研碎水煎取液，调匀制成药物泥，备用。临用时取药泥15克，贴敷于肚脐及脐周。每日3次，每次敷20分钟。

【出处】程爵棠.肚脐疗法治百病［M］.人民军医出版社：北京，2013：270.

3. 中药贴脐治疗抑郁症

【主治】神经衰弱、抑郁。

【药物】黄连、牡丹皮各10克、肉桂5克、炒酸枣仁20克。

【方解】黄连、牡丹皮清热泻火，肉桂通经活络，酸枣仁养心安神，此膏用于热火上扰所致的癫证。

【用法】以上诸药共研为末，贮瓶备用。临用时取药末10～15克，以酒、水各半调和成糊状，临睡前敷于神阙，外以塑料薄膜覆盖，再以胶布固定，早晨取下。每日1次，至睡眠改善为止。

【出处】程爵棠.肚脐疗法治百病［M］.人民军医出版社：北京，2013：270.

4. 中药敷脐治疗抑郁症

【主治】癔证、抑郁。

【药物】生地黄64克、茯苓64克、黄芪64克、白术64克、当归64克、远志64克、茯神64克、益智仁30克、天冬30克、麦冬30克、柏子仁30克、半夏30克、广陈皮16克、生甘草15克、黄连15克、陈胆星24克、首乌藤24克。

【用法】以上药共研细，过100目筛，贮瓶备用。临用前取药末，用麻油熬熟，入药末调匀成糊状，外敷于膻中、中脘、神阙、期门、章门穴上，常规方法固定。2～3日换药1次，10日为1个疗程。

【出处】程爵棠.肚脐疗法治百病［M］.人民军医出版社：北京，2013：270.

九、乳腺小叶增生

1. 神阙消癖散脐部外敷治疗乳腺增生

【主治】乳腺增生。

【药物】合欢花、琥珀、木香、莪术、薄荷、白术、郁金、紫河车、冰片。

【方解】方中合欢花、琥珀宁心安神、活络止痛；木香、郁金疏肝和胃，行气解郁；白术、紫河车健脾益肾、化湿填精；莪术活络通经、消积止痛；加入薄荷、冰片既可宣散解郁，又可通利关窍，有利于药物吸收，诸药合用，共奏宁心安神、疏肝和胃、健脾益肾、活络通经、消积止痛的治疗作用。

【用法】用75%酒精棉球清洗、消毒神阙穴后，取0.5克本品填入神阙穴中，以干棉球轻压并按摩约3分钟后，以胶布封贴神阙穴，3天换药1次，10次即为1个疗程。连用3个疗程停药，随访6个月。

【出处】杨兵文，刘贤斌.神阙消癖散脐部外敷治疗乳腺增生126例疗效观察［J］.光明中医，2006（07）：67-68.

2.中药脐部外敷配合乳房按摩治疗乳腺增生

【主治】乳腺增生。

【药物】全蝎、当归、木香、苏木、川芎、红花、川贝母、牛膝、乳香、没药、自然铜、血竭、穿山甲、麝香、冰片。

【方解】自然铜、苏木、乳香、没药、当归、川芎、红花、牛膝、木香诸药合用具有活血化瘀、理气止痛功效，麝香具有活血通络、散结止痛作用，可增强疗效。

【用法】上述各药研末过筛，加冰片少许，用75%酒精调成糊状，取5~10克敷于神阙穴，上贴塑料薄膜，外敷消毒纱布，用胶布固定，配合乳房按摩，3周为1个疗程，2个疗程后评价效果。

【出处】王青.中药脐部外敷配合乳房按摩治疗乳腺增生130例疗效观察［J］.山东医药，2008（17）：101.

第二节　中焦病症

一、慢性胃炎

1.敷脐疗法治胃炎

【主治】急慢性胃炎。

【药物】黄连10克、生大黄20克、公丁香10克、鸡内金10克、白胡椒10克、呋喃唑酮1.5克。

【方解】药物寒温阴阳相配伍敷于脐中，起到了调理脾胃，温通脏腑，抗菌消炎，改善血液循环，加强新陈代谢，调节胃肠的卓越功效。

【用法】上述药物，研细贮瓶备用。取药粉适量，加75%的酒精适量，调成糊状，敷于神阙穴，外以伤湿止痛膏或胶布固定。0.5～1日更换，7～10日1个疗程，每疗程应间隔3～5天。可根据病情确定疗程，一般1～10个疗程不等。

【出处】余其文.敷脐疗法临床应用疗效观察（附248例观察）［J］.中国民间疗法，1994（01）：3-4.

2. 附子肉桂炮姜敷脐治疗慢性胃炎

【主治】慢性胃炎。

【药物】附子2克、肉桂2克、炮姜2克、小茴香2克、丁香2克、木香2克、香附2克、吴茱萸2克。

【方解】本方附子味辛性大热，为祛寒温里之要药，可助胃之阳、回全身之阳，补阳则阴寒自去；肉桂可散寒止痛、温经通脉。炮姜善温中止痛；小茴香也可温阳散寒、行气止痛；丁香能温中降逆；木香理气除满；香附长于辛散行气、理气止痛；吴茱萸具和胃降逆之功；麝香其性辛温，走窜甚烈，长于活血通经止痛；生姜汁散寒之力较强，以生姜汁调药，贴于神阙，能使药效通过经络而透达吸收，迅速起到温中和胃、散寒止痛之功效。

【用法】上述药物共研为细末，加生姜汁适量，调为厚膏状；另取麝香0.1克，填入脐中，再将药膏压于麝香之上，外以胶布固定，每天换药1次，10日为1个疗程。

【出处】郭旭光.附子肉桂炮姜敷脐治疗慢性胃炎［N］.上海中医药报，2018-10-26（004）.

3. 斛香养胃脐贴治疗慢性萎缩性胃炎

【主治】慢性萎缩性胃炎。

【药物】斛香养胃脐贴：石斛、香橼皮、木香、沉香、鬼子红、猴头菇、猪苦胆、神曲、炒鸡内金、乌药、石菖蒲、沙参、麦冬等10余味中药。

【方解】斛香脐贴具益气健脾、理气化痰、温中和胃之功效，可用于慢性萎缩性胃炎。临床验证疗效确切，将斛香脐贴贴于神阙穴，可以发挥中药的作用，又可发挥穴位之作用。斛香脐贴中组方多用行气止痛，健脾和胃之药，在临床中均对萎缩性胃炎具明显的疗效，另外，本贴中的部分成分具有挥发性，增加透过腹壁药力，提高了疗效。

【用法】上述药物打粉120目，放在换药碗内，加入生理盐水与姜汁2∶1

比例调制成厚糊状，应干湿适中，厚薄均匀，2~3mm为宜，直径2cm，平摊于无纺布敷贴，贴于肚脐，每次敷贴24小时，隔日1次，治疗30次。

【出处】苏秋菊，邢建伟，刘志梅.斛香养胃脐贴对慢性萎缩性胃炎治疗作用的研究［J］.中国医学创新，2014，11（26）：91-93.

4.脐疗治疗慢性胃炎

【主治】消化性溃疡和慢性胃炎。

【药物】白芍、茯苓、丹参、陈皮、川楝。

【方解】陈皮、茯苓理气和胃，白芍缓中止痛，丹参活血止痛，川楝子行气止痛，合而共奏理气宽中，和胃止痛之效。

【用法】上述药物均加工精制成粉末剂型，取适量药末，加入用棉布扎成扁圆形药芯中，厚约0.5cm，再将其置入20cm×10cm药囊内，两端各加100cm×3cm的松紧带，带端缝6cm的尼龙拉扣。佩戴时在背部以尼龙带扣定，将药囊固定于脐部。使用期约为5~6个月，根据病情可提前或推后更换。戴上药囊时，一般停用其他中西药物。

【出处】胡毓恒.脐疗104例消化性溃疡和慢性胃炎的临床观察［J］.湖南中医学院学报，1996（04）：24-25.

5.中药敷脐治疗萎缩性胃炎

【主治】慢性萎缩性胃炎。

【药物】大黄32克、玄明粉32克、生地黄32克、当归32克、枳实32克、厚朴15克、陈皮15克、木香15克、槟榔15克、桃仁15克、红花15克。

【方解】方中当归疏肝活血，理气止痛；枳实、厚朴、木香、陈皮理气止痛；桃仁润肠通便；生地黄养阴生津大黄、玄明粉清热泻火，使实热从大便出。诸药配伍，共奏养阴生津、健脾和胃、理气止痛、健脾消食之功。

【用法】上述各药物共同研细末，备用。取上述药末，加温开水适量调成膏糊状，贴敷于肚脐处，外以纱布覆盖，加胶布固定，48小时换药1次。外用药期间禁止用水清洗。同时可服用健脾和胃消食中药汤剂：当归、白芍、炒白术、炒白扁豆各15克，吴茱萸2克，炮干姜、炙甘草各6克。水煎取汁约200ml，早晚空腹服，每日1剂。

【出处】张奇文.中国膏敷疗法［M］.中国医药科技出版社：北京，2018：268.

6.半夏泻心汤加减敷脐治疗慢性胃炎

【主治】慢性胃炎。

【药物】黄连7克、干姜8克、半夏6克、甘草6克、黄芩10克、大枣10克、党参20克、呋喃唑酮2克、丙谷胺4克。

【方解】本膏方中半夏止呕、散结、除痞；配党参、大枣、炙甘草补中益气；干姜振奋中阳；黄芩、黄连苦寒泄热；共奏和胃降逆、开结除痞之效。半夏泻心汤有辛温苦降，寒热并用，攻补兼施，阴阳并调的特点；西药有消炎止痛之功，二举齐下，相得益彰。

【用法】上药共研为细粉备用。临用前，取适量的药末，加75%酒精适量，调成膏糊状，敷于肚脐处，用伤湿止痛膏或脐布固定，每日换药1次，10天为1个疗程，每疗程间隔5天，可根据病情确定疗程，一般1~4个疗程不等。

【出处】王雪苔，费开扬等.当代中药外治临床精要［M］.中国医药科技出版社：北京，1993：38.

7.中药敷脐治疗胃炎及溃疡病

【主治】慢性胃炎、胃及十二指肠溃疡等。

【药物】黄连、大黄、白鲜皮、吴茱萸、高良姜、香附、木香、延胡索、白芍、甘草各等份。

【方解】方中黄连、大黄、白鲜皮清热解毒、化湿泄热，有较强的抑制胃幽门螺杆菌（Hp）作用；桂枝、吴茱萸、高良姜温经通阳，散寒止痛，又可防止寒凉药物敷脐可能造成的不适感；白芍、香附、木香、延胡索活血行气，柔肝止痛，改善病变局部的血循障碍和供血不足；黄芪、党参、甘草益气生肌，可加速胃黏膜组织上皮细胞的代谢，促进新生。攻补兼施，寒热并用，对胃炎及溃疡的各类证型均适用。

【用法】上药共研细末备用。临用前，取适量的药末（以填平脐部为度）敷于脐部，上放直径约1.5~2cm，厚约0.1cm的生姜片，最后贴上伤湿止痛膏或胶布固定。每周换药1次，4周为1个疗程。对疼痛较重患者，每晚用热水袋在敷药局部热敷0.5小时.

【出处】王雪苔，费开扬等.当代中药外治临床精要［M］.中国医药科技出版社：北京，1993：41.

二、慢性肠炎

1.暖脐止泻散治疗泄泻

【主治】用于虚寒泄泻之证。也可用于小儿腹泻，慢性肠炎，慢性痢疾等。

【药物】木香10克、丁香10克、肉桂10克、白胡椒10克、冰片5克。

【方解】肉桂、丁香温补脾肾；木香、白胡椒温中和胃；冰片辛香走窜，具有透肌肉，通经络之效，引药入内直达病所。

【用法】前四味共同研磨为极细粉末，再入冰片研匀，贮瓶备用，勿另泄气。临用取10克，装入三层纱布袋内，将脐部常规消毒，将药袋敷于脐上，胶布固定，再以布带盖脐束腰1周，2日一换。

【出处】单会府.暖脐止泻散治疗泄泻［J］.中医杂志，1991（07）：42.

2. 脐敷疗法治疗慢性肠炎

【主治】慢性肠炎。

【药物】地锦菜5克、肉果5克、艾叶5克。

【用法】研成细粉，用醋调敷于脐部，以纱布固定，3料为1个疗程，一般用药1～3个疗程。

【出处】刘宏启.脐敷疗法验案举偶［J］.皖南医学院学报，1997（01）：93.

3. 肠安膏治疗慢性溃疡性结肠炎

【主治】慢性溃疡性结肠炎。

【药物】黄芪15克、肉桂3克、黄连3克、公丁香5克、冰片5克、白术10克、白及10克、白芷10克、白头翁30克、小茴香6克。

【方解】方中公丁香温中行气，白及止血活血，消肿生肌，刘完素谓"行血则便脓自愈，调气则后重自除"；白头翁、黄连均可清热燥湿，除余邪；黄芪、白术、肉桂温肾补气健脾；茴香、冰片、白芷辛香走窜，具有消肿毒、透肌肉、通经络之效。

【用法】上药混合，共研为细粉备用。临用时取上述粉末5～6克，加适量米醋，调成稠膏状，敷于脐中，外以伤湿止痛膏覆盖固定，2天换药1次，1个月为1个疗程。

【出处】张奇文.中国膏敷疗法［M］.中国医药科技出版社：北京，2018：275.

4. 益肠膏治疗慢性结肠炎

【主治】慢性结肠炎。

【药物】肉桂50克、丁香50克、五倍子15克、黄连10克。

【方解】慢性结肠炎病程较长，多见命门火衰或脾胃虚弱，致腐熟无权，健运失常。方中肉桂、丁香温中补肾；五倍子善涩肠止泻，与黄连配伍涩中有泻。四药配伍，温补脾肾，涩肠止泻，用之本病效果良好。

【用法】上药为1料，混合均匀共研细粉末，贮瓶备用。临用时每次取上述药末10克，用陈醋适量调成稠膏状，摊在纱布上，外敷于脐部，每天换药1次，1料为1个疗程。

【出处】张奇文.中国膏敷疗法［M］.中国医药科技出版社：北京，2018：276.

5.愈溃理肠膏治疗慢性溃疡性结肠炎

【主治】慢性溃疡性结肠炎。

【药物】黄芪15克、肉桂3克、黄连3克、公丁香5克、冰片5克、乌梅10克、白及10克、白芷10克、白头翁30克、麝香0.5克。

【方解】方中公丁香温中行气，白及止血活血，消肿生肌，刘完素谓"行血则便脓自愈，调气则后重自除"；白头翁、黄连均可清热燥湿，除余邪；黄芪、肉桂温肾补气健脾；乌梅酸涩，固肠止泻。麝香、冰片、白芷辛香走窜，具有消肿毒、透肌肉、通经络之效；全方温清并用，攻补兼施，故可取效。

【用法】上述药物共研粉末备用。临用时每次取上述药末5～6克，用米醋适量调成稠膏状，敷于脐部，外以伤湿止痛膏覆盖固定，3天换药1次，1个月为1个疗程。

【出处】张奇文.中国膏敷疗法［M］.中国医药科技出版社：北京，2018：276.

6.结肠炎贴膏敷脐治疗结肠炎

【主治】急性、慢性结肠炎。

【药物】水红花12克、蓝布裙12克、臭椿树皮10克、凤尾草10克、仙鹤草10克、奶浆草5克、刺萝卜苗（即大蓟）20克。

【方解】本方主要以清热利湿、止血止泻药组成，且用药多为民间草药。水红花性味辛、凉，有祛风利湿、活血止痛之效，外用可治溃疡久不收口，内服可消水肿，且有抑菌作用。蓝布裙又名倒提壶，为川甘藏地区民间草药，能散瘀止血、清热利湿，民间常以此疗痢疾、刀伤、失音诸症。臭椿树皮味苦可以燥湿，性寒能够清热，对于久痢、久泻、肠风便血等有疗效。凤尾草能清热利湿、消肿解毒、凉血止血。仙鹤草具有收敛止血、止痢、解毒、补虚的功效。奶浆草又名血见愁、地锦草，性味辛平，有清热解毒、凉血止血、利湿退黄之功效，用于痢疾、泄泻、咯血、尿血、便血、崩漏、疮疖痈肿、湿热黄疸。大蓟性凉，味甘，能清热解毒、消炎止血。以上诸药共用，对于湿热后重型结肠炎有良好的缓解作用。

【用法】上药共研细粉备用。临用时每次取上述药粉10克，加入小葱全草15克捣泥，调入蜂蜜适量，和为膏剂，分3份，分别敷于患者的涌泉穴、神阙穴、病灶压痛点，再以消毒纱布覆盖，外以胶布固定，持续敷药24小时。10次为1个疗程，一般敷药1~3个疗程可治愈。

【出处】张奇文.中国膏敷疗法［M］.中国医药科技出版社：北京，2018：277.

7. 止泻散敷脐治疗慢性泄泻

【主治】慢性泄泻。

【药物】木香9克、肉豆蔻9克、党参9克、补骨脂9克、五味子9克、吴茱萸5克、白术12克、高良姜9克。

【方解】吴茱萸散寒止痛、助阳止泻；木香行气止痛、肉豆蔻温中和胃；党参、白术均可益气健脾；补骨脂善于温补脾肾，固气涩精；五味子可涩肠止泻。诸药共用，合奏温补脾肾，祛湿止泻的功效。

【用法】药物焙干研成细末，加25%酒精调和（也可加适量凉开水调和），敷于肚脐以及脐周。直径为8~10cm，外敷纱布，再用塑料薄膜覆盖，周围以胶布固定，减少酒精挥发。5天换药1次（1个疗程），间歇2~3天可续用第2个疗程，治疗期间禁食生冷油腻。

【出处】石海.止泻散敷脐治疗慢性泄泻［J］.实用中医内科杂志，1991（01）：44.

8. 中药敷脐法治疗脾虚型慢性泄泻

【主治】脾虚型慢性泄泻。

【药物】高良姜15克、吴茱萸15克、香附15克、苍术15克、陈皮12克、厚朴15克、延胡索15克、桂枝12克。

【方解】以高良姜、吴茱萸、桂枝温中止泻；香附、苍术、陈皮、厚朴、延胡索健脾行气。诸药合用，相辅相成，在慢性腹泻患者中应用本方加热后烫疗神阙穴，能显著解除慢性腹泻患者的腹泻、纳差、乏力症状，提高治愈率，减轻患者痛苦，提高患者的生活质量。本操作方法简单，成本低，疗效明显，无明显不良反应，值得推广应用。

【用法】上述药物打粉，装入微波盒内，加热水搅拌为糊状，加盖后置入家用微波炉（功率800W）内，高火加热8~10分钟，取出后加入100ml 38度的三花酒，充分搅匀后装入20cm×25cm的布袋内，温度以50~70℃为宜，封闭袋口，用小方巾包隔药袋，置于患者腹部往复移动，待患者可耐受后固定敷于肚脐（神阙）上，过程应严密观察局部皮肤情况，以微热潮红为宜，注意防止烫伤。每日更换药粉1次。

【出处】刘辉华，覃武海，戴美兰，等.中药敷脐法治疗脾虚型慢性泄泻30例［J］.中医外治杂志，2011，20（03）：16-17.

9.中药贴敷神阙穴治疗慢性泄泻

【主治】治疗慢性泄泻。

【药物】白胡椒5克、白芥子10克、白豆蔻10克、吴茱萸15克、干姜4克、藿香5克、厚朴10克、细辛3克。

【方解】此膏方中主药温中健脾，辅药性味辛厚，引领细辛等辛温走窜之品，深入病所。

【用法】按上药比例配置，共研细末，贮瓶备用。临用取适量药粉，加食醋调和成团，贴敷于神阙穴上，外部用麝香大王膏覆盖固定。每次贴敷2～3小时，每日1～2次。10次为1个疗程，疗程间休息3～5天，不愈者可进行下一个疗程。至腹泻次数减少，大便成形，改为每周1～2次至愈。脾肾虚寒者，可在贴敷同时，用热水袋热熨神阙、中脘、关元等穴30分钟左右。

【出处】刘广霞.中药贴敷神阙穴治疗慢性泄泻42例疗效观察［J］.安徽中医临床杂志，2003（03）：201-202.

10.中药贴脐疗法治疗慢性泄泻脾胃虚弱型

【主治】慢性泄泻脾胃虚弱型。

【药物】高良姜20克、香附15克、黄芪30克、桂枝25克、白芍15克、党参15克、苍术20克、陈皮10克、木香10克、干姜25克。

【方解】贴脐疗法方药，由黄芪建中汤合良附丸化裁而成，诸药合用共奏健脾理气、温中燥湿止泄之功，治疗针对病机，药到病除。

【用法】上述药物打粉，过80～100目细筛，装入微波盒内，加50ml热水搅拌为糊状，加盖后置入家用微波炉（功率800W）内，高火加热8～10分钟，取出后加入100ml 62度的白酒，充分搅匀后装入22cm×26cm的布袋内，温度以50～60℃为宜，封闭袋口，用小方巾包隔药袋，置于患者腹部往复移动约5分钟，待患者可耐受后固定敷于肚脐（神阙）15～30分钟，过程应严密观察局部皮肤情况，以微热潮红为宜，注意防止烫伤。每日更换药粉1次，3周为1个疗程，观察临床疗效。

【出处】易兰英.中药贴脐疗法治疗慢性泄泻脾胃虚弱型临床疗效观察［J］.亚太传统医药，2013，9（09）：79-80.

11.滋养脾阴敷脐法治疗慢性泄泻

【主治】慢性泄泻。

【药物】吴茱萸50克、沙参15克、石斛15克、天麦冬各15克、生白芍25克、天花粉20克、山药35克、玉竹15克。

【方解】方中吴茱萸温中健脾，可助阴生，沙参、天麦冬、玉竹均可养阴生津，石斛善于养阴清热，生白芍养血敛阴，柔肝助脾，山药健脾，天花粉清热生津，诸药配伍可奏健脾复阴之功，治疗慢性泄泻效果显著。

【用法】共研细末。取药粉适量，填入患者脐部，高出约1cm，上覆胶布固定，热敷5~10分钟，5日为1个疗程。

【出处】陈军，宗先桂.滋养脾阴敷脐法治疗慢性泄泻50例［J］.中国民间疗法，2003（02）：22-23.

12. 自制暖脐散敷脐治疗老年慢性泄泻

【主治】老年慢性泄泻。

【药物】丁香、肉桂、干姜、胡椒、小茴、大茴各等份。

【方解】慢性腹泻的老年人，肌腠疏松，特别是脐部卫外不固，采用暖脐散辛香走窜之剂，药味易入。老年脾肾素亏，故用肉桂、丁香温肾阳，干姜、胡椒辛辣入中焦，燥湿补脾土，火盛土旺。

【用法】研末醋调外敷，用小膏药或敷料贴于脐部，4天换1次，8天为1个疗程。

【出处】齐梦霁，袁汉杰.自制暖脐散敷脐治疗老年慢性泄泻57例［J］.安徽中医临床杂志，1998（06）：343.

13. 腹泻型肠易激综合征(IBS)（脾肾阳虚证）

【主治】腹泻型肠易激综合征（IBS）（脾肾阳虚证）。

【药物】肉桂、丁香、乳香、没药、吴茱萸、川椒、补骨脂各1份。

【方解】脐疗方药中肉桂通经镇痛、引火归原，有镇静作用；丁香温中、行气、止痛；乌梅涩肠止泻；乳香通经止痛、消肿生肌；没药活血止痛、散血祛瘀，能通十二经；吴茱萸散寒止痛、助阳止泻；川椒温中止痛；补骨脂温肾、助阳、止泻。诸药合用能温中涩肠、理气止痛。通过药物刺激神阙穴，激活和增强机体的自身免疫功能，达到治疗疾病的作用。

【用法】脐疗药物粉碎，研细末备用，现用现调。取上7味药末各1克混合均匀，用鲜榨姜汁调成直径约1cm的药饼，皮肤常规消毒，将药饼置于脐部即神阙穴，用穴位敷贴胶布固定。每次贴4小时，隔日治疗1次，治疗4周，敷贴期间局部皮肤若感觉明显不适则及时取下。

【出处】高舒迪，李向哲，魏超，等.温中止泻汤联合脐疗治疗腹泻型肠易激综合征（脾肾阳虚证）临床观察［J］.基层中医药，2022，1（02）：10-14.

三、胃肠型感冒

1. 敷脐治疗胃肠型感冒（一）

【主治】胃肠型感冒。

【药物】樟脑、白矾、松香、朱砂各等份。

【方解】白矾收涩燥湿，敛肠止泻；松香气味荤厚，燥湿祛风；朱砂清热解毒；樟脑辛香走窜，透肌肉，通经络，引药直达病所。

【用法】上述诸药分别研粉，混合均匀，装瓶密闭备用；2日后融合成膏，取适量捻成黄豆大小，置神阙穴，外以胶布覆盖固定，每日1换。

【出处】吴婧.胃肠型感冒的中医治疗［J］.中国乡村医药，2010，17（10）：83.

2. 敷脐治疗胃肠型感冒（二）

【主治】胃肠型感冒。

【药物】吴萸30克、苍术30克、丁香6克、胡椒6克。

【方解】苍术燥湿行气；丁香、吴茱萸、胡椒等性热辛香走窜，能散寒邪，消阴气。以之敷药，药效直达病所，可任意生火补土，暖胃和中，健脾止泻，能迅速调整脾胃功能而取得良好的治疗效果。

【用法】焙干后粉碎为末，取2克粉末，加菜油少量调和，均匀敷脐，外覆纱布，胶布固定，每日1次。

【出处】吴婧.胃肠型感冒的中医治疗［J］.中国乡村医药，2010，17（10）：83.

3. 敷脐治疗胃肠型感冒（三）

【主治】胃肠型感冒。

【药物】五倍子、小茴香、肉桂、丁香、胡椒、吴茱萸、木香各等份。

【方解】吴茱萸、丁香、肉桂、胡椒、小茴香具有温中散寒、行气止痛等功效；五倍子可涩肠止泻。诸药协同起到治疗肠胃型感冒的效果。

【用法】上药焙干，粉碎为末，每日取1～2克，调敷神阙，每日1次。

【出处】吴婧.胃肠型感冒的中医治疗［J］.中国乡村医药，2010，17（10）：83.

4. 滴脐法治疗肠胃型感冒

【主治】胃肠型感冒和部分中暑患者。

【药物】苍术、陈皮、厚朴（姜制）、白芷、茯苓、大腹皮、生半夏、甘草浸膏、广藿香油、紫苏叶油。

【方解】藿香正气类方剂，具解表化湿、理气和中之功效。

【用法】藿香正气水滴脐。

【出处】蒋可.养生要穴肚脐［N］.中国中医药报，2013-07-17（007）.

5. 止泻膏治疗肠胃型感冒

【主治】婴幼儿秋季腹泻。风寒腹泻：其症可见大便色淡，有泡沫，臭气不明显，肠鸣腹痛，或伴有鼻塞，流涕，身热等感冒表现，舌苔白腻，脉滑有力。湿热腹泻：其症可见泻如水样，每天数次或可达数十次，色褐，臭气强，可有黏液，肛门灼热，小便短赤，发热口渴，舌质红，苔黄腻，脉数。

【药物】风寒泻用暖脐止泻膏：吴茱萸6克、肉桂6克、干姜6克、丁香3克、五倍子4克、黑胡椒5克、附子5克。

湿热泻用清热止泻膏：葛根6克、苦参10克、木香2克。

【方解】暖脐止泻膏，方中以吴茱萸疏肝止泻，助升阳气；配伍肉桂散寒止痛，温煦脾阳；用丁香之辛温，温肾助阳；加干姜温中散寒，助升脾胃阳气；黑胡椒、附子壮火散寒、固涩止泻；配五倍子收敛固涩。

清热止泻膏，方中葛根生发清阳之气，兼具止泻之功；苦参具有清热燥湿功效；木香可实肠止泻，行气止痛。神阙穴为任脉之要穴，为十二经脉之总枢。外用药物贴敷脐部有经络循行速达病所。

【用法】按不同类型，将药研为细粉，混匀密封。小于6个月者每次2克，6~12个月者每次2.5克，大于12个月者每次3~6克。将药末加少量植物油调成糊状，捏为圆形药膏（直径3cm）。将其敷于神阙穴，外以胶布固定，每天换药1次，3天为1个疗程。

【出处】张奇文.中国膏敷疗法［M］.中国医药科技出版社：北京，2018：441.

四、冠心病

1. 复方消痛散敷脐治疗冠心病心绞痛

【主治】冠心病心绞痛。

【药物】复方消痛散：黄芪、丹参、降香、红花、川芎、异山梨酯等。

【方解】川芎、红花、丹参、降香均能活血祛瘀通经脉；黄芪益气固表，调畅气机，行气而助活血，气为血之帅，气行则血行。西药异山梨酯有效缓解冠心病心绞痛，中西并举，共成活血祛瘀，行气止痛之剂。

【用法】上药共研细末装瓶备用。治疗时肚脐常规消毒，将药粉倒入肚脐内，脐窝小者将药粉倒满，大者倒入半脐即可。然后再滴数滴酒精使药粉成糊状后，用一块含酒精的药棉盖住，最后用一块胶布密封固定，每48小时换药1次，6次为1个疗程。

【出处】李兆隆.复方消痛散敷脐治疗冠心病心绞痛9例［A］.中国民政康复医学会.中国民政康复医学第四届学术会议论文集［C］.中国民政康复医学会：中国社会工作协会康复医学工作委员会，1993：2.

2.冠心止痛膏敷脐治疗气虚血瘀型冠心病稳定型心绞痛

【主治】气虚血瘀型冠心病稳定型心绞痛。

【药物】黄芪6克、红花6克、川芎3克、降香3克、荜茇3克、细辛3克、水蛭3克、冰片1克。

【方解】红花、川芎、降香活血化瘀；水蛭活血通络，具有抗凝血的作用；荜茇下气止痛；黄芪益气固表，调理气机；细辛、冰片辛温走窜，通经络、开心窍。诸药合之，药物直达病所，共达血行瘀散，疏通经络之目的。

【用法】本方经医院制剂室提取制备，制成为硬膏，贴敷于肚脐，每日1剂。

【出处】吴桂玲，陈爱莲，王利民.冠心止痛膏敷脐治疗气虚血瘀型冠心病稳定型心绞痛患者的疗效观察［J］.光明中医，2013，28（12）：2542-2544.

3.脐效冠心膏治疗冠心病

【主治】冠心病。

【药物】由苏木等气味俱厚的中药组成，制成软膏状。

【用法】使用前脐部常规消毒，然后将药涂敷于脐部，涂药直径为25mm，厚约1mm，外加胶布封固。2天换药1次，贴敷7次为1个疗程。

【出处】柯青，张家鹏，李泽琳.脐效冠心膏治疗冠心病227例临床观察［J］.中医杂志，1990（06）：33-34.

4.养血安心膏敷脐治疗冠心病心绞痛

【主治】冠心病心绞痛。

【药物】人参100克、白檀香60克、川芎60克、冰片50克、琥珀50克、三七50克、延胡索50克、细辛40克。

【方解】养血安心膏，方中人参补益心气、统血巡行，配伍檀香理气调中、行气止痛为主药，臣配琥珀、三七养血滋阴活血、散瘀止痛，佐以川芎、延胡索活血、行气、化瘀、活络止痛，辅以细辛、冰片可行芳香走窜开窍之功，又可通阳发散、活血通络止痛，诸药合用共奏养心安神、补益气血、活血行气化瘀、辛香走窜开窍、通经活络止痛之功。

【用法】上药共研为粉末过100目筛，再加凡士林约200克，调合成软膏，装瓶备用。使用前脐部常规消毒，然后涂直径2cm、厚约1cm的药膏层，外以麝香壮骨膏贴固，麝香壮骨膏过敏者可用油纸，用腹带包扎以防药膏脱落，2天换药1次。治疗30天为1个疗程。

【出处】吴继良.养血安心膏敷脐治疗冠心病心绞痛临床观察［J］.实用中西医结合临床，2003（04）：9-10.

第三节　下焦病症

一、痔疮

1.愈痔散敷脐治疗内痔出血

【主治】内痔出血。

【药物】诃子、五倍子、地榆炭、槐花、三七粉、枯矾、黄连、大黄炭各等份。

【方解】内痔出血多由湿热蕴结、风伤肠络、血热妄行所致。本方中槐花、地榆炭为凉血止血药，可清泻血分之热，善治痔疮便血；黄连、大黄炭清热燥湿，泻火解毒止血；诃子、五倍子、枯矾收敛止血；三七活血止血，可共同发挥清热泻火、收敛止血的功效。

【用法】将以上药物研成细末过筛备用，用醋调和适量药粉成糊状，敷于脐上，覆盖塑料薄膜，用胶布固定，每日换1次药，7日为1个疗程，可以连续治疗3个疗程，2个疗程之间停用1天。

【出处】杜娟，韩吉华，孙继芬，等.愈痔散敷脐治疗内痔出血30例［J］.中国民间疗法，2003（05）：21.

2.中药敷脐治痔疮

【主治】大便出血。

【药物】五倍子（适量）、云南白药。

【方解】五倍子味酸涩、性寒，具有清热解毒、敛疮生肌之作用，与活血化瘀、止血消炎消肿之云南白药相伍，止血敛疮效果更佳。

【用法】五倍子适量，研成极细粉末与云南白药按1∶3比例和匀备用。肚脐消毒后取适量和好的药膏填平脐眼，使用5cm×5cm大小的麝香止痛膏封贴脐部，四周可用胶布固定，每天换药1次，换贴1次，大便血止后继续巩固1次。

【出处】朱和兴，徐永星.止血散敷脐治疗大便出血［J］.中医外治杂志，2000（06）：53.

3. 肛泰敷脐治痔疮

【主治】痔疮。

【药物】肛泰：地榆（炭）、五倍子、冰片、盐酸小檗碱、盐酸罂粟碱。

【方解】肛泰选用盐酸小檗碱、冰片等组方，具有清热解毒、凉血止血、消肿止痛、燥湿敛疮的功能，可用于多种痔疮出现的便血、肿胀、疼痛。

【用法】将脐周皮肤消毒后，将一片药片四周压紧贴在脐部，每日换药1次。10天为1个疗程。

【出处】李国栋，张燕先，姜春英，等.肛泰敷脐治疗痔疮临床观察［J］.山东中医杂志，1997（11）：13-14.

4. 槐榆消痔贴神阙穴贴敷治疗Ⅰ、Ⅱ期内痔

【主治】内痔。

【药物】槐榆消痔贴：槐角10克、地榆6克、黄芩6克、黄连6克、黄柏6克、生地6克、金银花9克、当归9克、玄参6克、升麻6克、柴胡6克、甘草6克。

【方解】槐榆消痔贴，经古方槐花散化裁，此方源于《普济本事方》，槐花、地榆、侧柏叶、防风、枳壳等组方具有清热凉血止血、祛风理气止痛、清热燥湿、清风散热等功效。适用于肠风、脏毒、风热湿毒壅遏导致的便血。

【用法】肚脐消毒后，热醋调和槐榆消痔贴，用纱布覆盖敷于肚脐，用外用胶布固定，覆盖范围5cm×5cm，厚5mm，15天为1个疗程。

【出处】许成，张育葵.槐榆消痔贴神阙穴贴敷治疗Ⅰ、Ⅱ期内痔的临床观察［J］.中国中医药科技，2022，29（01）：161-163.

二、便秘

1. 通便灵敷脐治疗便秘

【主治】习惯性便秘、产后便秘、术后便秘。

【药物】大黄、番泻叶、红花。

【方解】大黄、番泻叶均为苦寒泻下药，红花活血，经酒精调糊，借酒精辛散之性可刺激表皮毛细血管扩张、促进药物的溶解和吸收。通过神阙穴疏通三焦气机，直入阳明大肠，刺激肠蠕动，增加水分排泄，荡涤秘结之粪便，使便通而病除。

【用法】大黄、番泻叶、红花按6∶3∶1比例，共研细末，过60目筛备用。脐部消毒后，用75%酒精调和5g药粉成糊状，敷于脐上，覆盖塑料薄膜，用胶布固定，每隔24小时换药1次。

【出处】孙元光，段其华."通便灵"敷脐治疗便秘90例疗效观察［J］.中国民间疗法，1995：28.

2.便秘理肠膏帖治疗习惯性便秘

【主治】习惯性便秘。

【药物】黄芪、当归、白芍、肉苁蓉、厚朴、威灵仙、酒制大黄、金银花、白术、何首乌。

【用法】将各药共研细末，过80目筛备用，每包10克，每次用1包，加适量黄酒、蜂蜜调制成糊状，用前以75%酒精消毒脐部，然后将调制好的药物敷于脐上，覆盖无菌纱布，用胶布固定，每24小时换1次药。连用14天。

【出处】于笑艳，毕连宝.便秘理肠膏贴脐治疗习惯性便秘58例临床观察［J］.内蒙古中医药，2013，32（31）：77-78.

3.大承气方贴脐治疗便秘

【主治】习惯性便秘。

【药物】大黄50克、芒硝50克、厚朴30克、枳实30克、皂角20克、冰片20克；阴寒积滞型加附子15克、细辛15克；气虚型加黄芪30克；血虚型加当归20克。

【方解】大黄泻热通便，荡涤肠胃；芒硝助大黄泻热通便，软坚润燥；厚朴、枳实行气散结，消痞除满，并助硝黄推荡积滞，以加速大便排泄；皂角、冰片行气开窍，穿透力强，能引药直达病所。附子、细辛温里散寒；黄芪、当归补气温阳，养血通便。

【用法】将各药共研细末，过80目筛密封备用。脐部消毒后，用适量蜂蜜或麻油将药粉调和成糊状，敷于脐上，覆盖无菌纱布，用胶布固定。每2天换药1次。10次为1个疗程，共治疗3个疗程。

【出处】刘斌，王学勋，王宝龙.大承气方贴脐治疗便秘100例［J］.中医外治杂志，2008，17（2）：23.

4.隔药灸脐法治疗功能性便秘

【主治】功能性便秘。

【药物】大黄、芒硝、枳实、厚朴。

【方解】灸脐药物以大承气汤为基础方，大黄、芒硝、枳实、厚朴、皂角刺等可以荡涤肠胃，泻下攻积，治疗功能性便秘疗效较好。

【用法】将各药共研细末，密封备用。脐部消毒后，取少许麝香敷于肚脐，并取适量药粉填满肚脐，将点燃的艾炷置于药粉上艾灸2小时，灸后再用敷贴固封药粉，1天后自行揭下。每周2次，连续治疗3周，随访6个月。

【出处】朱德友，马玉侠，马海洋，等.隔药灸脐法治疗功能性便秘20例［J］.河南中医，2014，34（7）：1404.

5.黄硝散敷脐治疗新生儿便秘

【主治】新生儿便秘。

【药物】大黄、芒硝、甘草。

【方解】大黄泻下攻积、清热泻火，有荡涤肠胃、活血化瘀之功效；芒硝可软坚润燥、泻热通便。大黄和芒硝合用，可去湿热积滞，泄热泻下，软坚去实，润肠通便，除便秘。甘草味甘性平，能缓和两药之泻下功能。

【用法】将2份大黄、2份芒硝、1份甘草共研细末过筛密封备用，脐部消毒后，用适量黄酒将药粉调和成糊状，敷于脐上，覆盖无菌纱布，用胶布固定，用温水袋置于患儿脐部片刻，每12小时换药1次，排便正常后停药。

【出处】闵兆晗，王正文.黄硝散敷脐治疗新生儿便秘41例［J］.吉林中医药，2005，25（9）：28.

6.加味失笑散脐敷治疗阿片类药物所致便秘

【主治】阿片类镇痛药所致药物性便秘。

【药物】加味失笑散：蒲黄、五灵脂、大黄。

【方解】方中五灵脂、蒲黄相须合用，可活血祛瘀，通达胃肠血脉，改善胃肠道血供；大黄具有泻下攻积，行气通腑的功能，用于治疗便秘、腑气不通。

【用法】蒲黄、五灵脂、大黄各60克，将各药共研细末，过80目筛密封备用。脐部消毒后，用适量食用醋将药粉调和成糊状，取1克粉糊敷于脐上固定。每天1次，每次4~6小时，连敷7次。

【出处】丁昊.加味失笑散脐敷治疗阿片类药物所致便秘临床观察［J］.新中医，2015，47（5）：91-92.

7.芦荟糊敷脐治疗抗精神病药所致便秘

【主治】抗精神病药物所致便秘。

【药物】芦荟粉。

【方解】芦荟味苦泻下，具调肝益肾、清热润肠、宁心安神之功。

【用法】取芦荟粉100克，脐部消毒后，用适量70%酒精将芦荟粉调和成糊状，敷于脐上并覆盖固定，每天1次，脐炎或过敏者禁用。

【出处】张兆翠，高慧智.芦荟糊敷脐治疗抗精神病药所致便秘的疗效观察［J］.齐鲁护理杂志，2004，10（6）：419-420.

8.芒红敷脐防治老年人顽固性便秘

【主治】老年人顽固性便秘。

【药物】芒硝、红花油。

【方解】芒硝性寒，味苦咸，有攻积、泻火、软坚之功用；红花中红花苷、番红花苷等成分对平滑肌有兴奋作用，可促进肠蠕动。两药性寒，具协同作用。

【用法】将芒硝研成粉末，将各药共研细末，脐部消毒后，用2~3ml红花油调和成糊状，敷于脐上，覆盖无菌纱布，用胶布固定。2~3天换药，敷药期间注意局部皮肤反应。

【出处】刘佩凤，孙建强.芒红敷脐防治老年人顽固性便秘［J］.山西护理杂志，1998，12（1）：15.

9.润肠清热散治疗婴幼儿便秘

【主治】婴幼儿便秘。

【药物】桃仁、杏仁、生大黄、芒硝各等份。

【方解】方中桃仁、杏仁、大黄、芒硝均归大肠经。桃仁和杏仁润肠通便；大黄和芒硝清热，攻积，泻下。四药合用，共奏润肠清热之功。

【用法】桃仁、杏仁、生大黄、芒硝各等份，共研末装瓶备用。取2g用适量白酒或白开水将药粉调和成糊状，敷于脐上，覆盖无菌纱布，用胶布固定，每天换药1次。

【出处】卢开祥，余欠妹.润肠清热散治疗婴幼儿便秘［J］.江苏中医，1999，20（10）：23.

10.敷脐预防急性心肌梗死PCI术后便秘

【主治】预防急性心肌梗死PCI术后便秘。

【药物】生姜、白醋。

【方解】生姜性味辛、温，有温中去湿、散寒止吐等功效，健运脾胃，调整胃肠气机使肠道进入正常蠕动状态。

【用法】在常规护理基础上，将生姜加适量温水制成姜泥，脐部消毒后，用适量白醋滴入姜泥中和匀，敷于脐上，覆盖无菌纱布，用胶布固定。湿敷6小时后取下，若未解大便，则再使用1次，6小时后取出，最多敷3次。

【出处】陈超，朱新青，梁务英，等.生姜泥+白醋湿敷脐部预防急性心肌梗死PCI术后便秘的效果观察［J］.江苏中医，2018，31（15）：2332-2333.

11. 生大黄粉敷脐治疗老年长期卧床便秘

【主治】老年长期卧床便秘。

【药物】生大黄粉。

【方解】大黄具泻下攻积，清热泻火的作用，可用于大便燥结，积滞泻痢，以及热结便秘，而用白醋调大黄粉可以增加大黄活血化瘀的功效。

【用法】脐部消毒后，用适量白醋将生大黄粉调和成糊状，敷于脐上，覆盖无菌纱布，用胶布固定。每日1次，每次4小时，7天为1个疗程。

【出处】张莉.生大黄粉敷脐治疗老年长期卧床便秘患者的临床观察［J］.内蒙古中医药，2016，35（12）：83.

12. 通便膏敷脐治疗小儿功能性便秘

【主治】小儿功能性便秘。

【药物】大黄、陈皮、炒枳实。

【方解】大黄泻下攻积，枳实、陈皮行气消积，合用共同发挥消积通便的作用。

【用法】取1份大黄、2份陈皮、3份炒枳实，偏热结者加连翘，气滞者加大腹皮、姜厚朴，食积者加山楂、炒莱菔子，阴虚血虚肠燥者加生地、当归、火麻仁。将各药共研细末，过筛密封备用。脐部消毒后，用适量凡士林将药粉调和成糊状，敷于脐上，覆盖无菌纱布，用胶布固定。每周治疗3次，连续4周。

【出处】袁增辉.通便膏敷脐治疗小儿功能性便秘临床研究［J］.实用中医药杂志，2018，34（10）：1260-1261.

13. 通便膏贴脐治疗结肠慢传输型便秘

【主治】结肠慢传输型便秘。

【药物】大黄10克、厚朴10克、牵牛子10克、冰片10克、芒硝5克、枳实20克、槟榔20克、皂角刺20克。

【方解】大黄、芒硝泻下软坚、荡涤肠胃；枳实、厚朴、槟榔行气消积；牵牛子泻下消积；皂角刺外用，取其穿透之功；冰片开窍发散、引药入里。诸药合用，共奏清热通便，行气除胀之效，达到刺激肠蠕动、增强肠道动力、促进排便的目的。

【用法】将各药共研细末，脐部消毒后，用适量附加剂调和成糊状，敷于脐上，覆盖无菌纱布，用胶布固定，用热水袋热敷10分钟，48小时换药1次。

【出处】王敏英、张敏娟、黄华丽.通便膏贴脐治疗结肠慢传输型便秘100例［J］.陕西中医，2007（09）：1161–1162.

14.通便散敷脐治疗小儿实证便秘

【主治】小儿实证便秘。

【药物】大黄60克、芦荟60克、芒硝40克、炒莱菔子30克。

【方解】方中大黄可泻下攻积、清热泻火，用于肠道积滞、便秘不解，有推陈荡故之效；芒硝软坚；芦荟苦寒泻下，专入肠道，刺激大肠，增强大肠蠕动而促进排便；炒莱菔子，温通走窜、通经走络，具有消食除胀降气之功，可兴奋胃肠平滑肌，增强胃肠蠕动促进排便。

【用法】按比例取上述各药共研细末，脐部消毒后，用适量香油调糊敷于脐上，每日1次，每次贴敷8～12小时，连敷5天。

【出处】耿少怡、陈英芳、焦平，等.通便散敷脐治疗小儿实证便秘128例［J］.中国针灸，2005（11）：8.

15.通便散敷脐治疗小儿食积便秘

【主治】小儿食积便秘。

【药物】大黄30克、芦荟30克、芒硝20克、炒莱菔子15克。

【方解】大黄泻下攻积、清热泻火，芒硝味咸软坚，芦荟苦寒泻下，方中炒莱菔子芳香之性较强，温通香窜，有助于药物的穿透吸收，有利于器官组织的功能恢复。

【用法】取上述各药焙干将各药共研细末，脐部消毒后，用适量香油或植物油调和成糊状，敷于脐上固定，24小时换药1次，每次12～15小时。

【出处】焦平、耿少怡、梁素贤.通便散敷脐治疗小儿食积便秘108例［J］.中医外治杂志，2000（05）：28.

16.玄明粉敷脐治疗便秘

【主治】骨折后便秘。

【药物】玄明粉。

【方解】玄明粉润燥软坚，可用于大便燥结。

【用法】脐部消毒后，用10～20克玄明粉敷于脐上，覆盖无菌纱布，用胶布固定，72小时换药1次。

【出处】杨华芳.玄明粉敷脐治疗便秘183例［J］.浙江中医杂志，2011，46（6）：401.

17. 贴敷治疗脑卒中后便秘

【主治】脑卒中后便秘。

【药物】香附10克、枳壳5克、丁香5克。

【方解】丁香性辛、温和，具有温中降逆、补肾助阳等功效，常用于脘腹胀痛患者的临床治疗。香附，性辛、味道苦，具有疏理气血、解除郁滞、缓解疼痛等功效，多用于肝郁气滞、脘腹胀痛、消化不良等患者的临床治疗。

【用法】将药物烘干，各药共研细末，用适量灭菌注射用水调和成糊状，敷于脐上固定，顺时针轻轻按压。

【出处】王艳，张薇.穴位贴敷治疗脑卒中后便秘的临床疗效及护理观察［J］.山西医药杂志，2018，47（15）：1849–1851。

18. 沉香通便散敷脐法治疗功能性便秘

【主治】功能性便秘。

【药物】沉香100克、莱菔子50克、生白术50克。

【方解】莱菔子，温通走窜、通经走络，具有消食除胀降气之功；白术益气健脾；沉香行气止痛，温中止呕。三药共用合奏理气健脾消积之效。

【用法】各药共研细末，脐部消毒后，用适量开水调和成糊状，敷于脐上，覆盖无菌纱布，用胶布固定，每24小时换药1次，2周1个疗程。

【出处】杨帆，马青东.中药敷脐法治疗功能性便秘60例疗效观察［J］.世界最新医学信息文摘，2017，17（21）：84.

19. 敷脐疗法治疗维持性血液透析患者便秘

【主治】血液透析患者功能性便秘。

【药物】大黄、厚朴、肉苁蓉各等份。

【方解】大黄泻下通便，荡涤肠胃；厚朴宽肠下气，消除胀满；肉苁蓉补肾助阳、润肠通便。三药合用，具有温阳润肠通便之效，加薄荷油为引，借其强烈的穿透性，可更好地发挥治疗作用。

【用法】将药物烘干，各药共研细末，脐部消毒后，用适量薄荷油调和成糊状，敷于脐上，覆盖无菌纱布，用胶布固定，每天换药1次。

【出处】耿志英，李廷闪，汤洁.中药敷脐疗法对维持性血液透析病人便秘的临床护理研究［J］.全科护理，2012，10（03）：199-201.

20.敷脐疗法治疗功能性便秘（热秘）

【主治】功能性便秘（热秘）。

【药物】大黄、苏子、木香、冰片。

【方解】大黄味苦寒，具有清热泻火、凉血止血、解毒、活血散瘀、清利湿热等功效。苏子降气、润肠通便，木香行气、调中导滞。冰片是常用的中药透皮吸收促透剂，可促进药物透皮吸收发挥作用。

【用法】将4份大黄、1份苏子、1份木香、2份冰片各药共研细末，脐部消毒后，用适量凡士林调和成膏状，敷于脐上、覆盖无菌纱布、用胶布固定，每日1次，每次2小时。

【出处】王东梅，高星亮.中药敷脐疗法治疗功能性便秘（热秘）30例的疗效观察［J］.首都食品与医药，2016，23（14）：71-72.

21.中药敷脐治疗阿片类相关性便秘

【主治】阿片类镇痛药物所致便秘。

【药物】大黄6克、枳实15克、厚朴15克、冰片2克。

【方解】大黄泻热通便、荡涤肠胃，为君药；枳实和厚朴两味药具有行气散结、消痞除满的功效，对肠道的调节具有协同作用，可助大黄推荡积滞；冰片芳香开窍通闭；厚朴与枳实同用冰片为引经药物，可引药直达病所，促进药物快速吸收、渗透。

【用法】除冰片外其他药物共研细末，用适量75%酒精溶解冰片，并与其他药粉加温水调和成糊状，敷于脐上固定，每日换药1次，连续用药1周。

【出处】梁超，邓海燕，郑丽平，等.中药敷脐治疗阿片类相关性便秘的临床观察［J］.中国临床医生杂志，2017，45（07）：119-121.

22.中药敷脐治疗慢性肾衰竭患者便秘

【主治】慢性肾衰竭患者便秘。

【药物】大黄3克、芒硝3克、枳实3克、厚朴3克、皂荚2克、商陆2克、牵牛子2克。

【方解】大黄和芒硝泄热通便，涤荡肠胃；枳实和厚朴消痞除满，行气散结；皂荚、商陆和牵牛子泻下通便散结。诸药合用，可起到通腑泻下、荡涤积滞的作用。

【用法】以上药物研末，取适量加生姜共捣成膏状，用单层无菌纱布包裹后外敷脐中固定。每次敷脐16小时，两次间隔4小时。10次为1个疗程。

【出处】孙斌，王慧敏，段光堂.中药敷脐治疗慢性肾衰竭患者便秘及护理体会［J］.河北中医，2011，33（9）：1400.

23.中药敷脐治疗术后便秘

【主治】外科术后便秘。

【药物】艾叶9克、大黄12克、番泻叶10克、巴豆仁0.3克、郁李仁12克、牵牛子9克、火麻仁20克、芒硝15克。

【方解】艾叶通十二经络，具有温通气血，消淤散结、祛湿散寒、扶正祛邪的功效。大黄、芒硝可消食导泻、散淤通窍、软坚消胀。巴豆仁、牵牛子消积通二便。番泻叶、火麻仁、郁李仁润肠、泻火、消积通便。

【用法】各药共研细末，脐部消毒后，用适量陈醋调和成糊状，敷于脐上，覆盖无菌纱布，用胶布固定，用热水袋加热脐部30分钟，每日更换药物1次。

【出处】姚宪华.中药敷脐治疗术后便秘的疗效观察［J］.南方护理学报，2005（10）：38-39.

24.中药敷脐治疗顽固性便秘

【主治】顽固性便秘。

【药物】大黄10克、芒硝5克、枳实20克、乳香10克、没药10克、牵牛子10克、槟榔20克、皂角刺20克、冰片10克。

【方解】大黄、芒硝为主药，泻下软坚；枳实、槟榔行气消积；乳香、没药活血行气；牵牛子泻下消积；皂角刺外用取其穿透之功；冰片引药入里。诸药合用，共奏通里行滞之效。

【用法】将上述除芒硝外其他药物加水煎煮3次，浓缩，加入附加剂制成糊状，取适量敷于脐上固定，用热水袋热敷10分钟，隔日换药1次。

【出处】王敏英，张敏娟，汤朝阳.中药敷脐治疗顽固性便秘［J］.现代康复，2000（04）：636.

25.中药敷脐治疗胸腰椎术后腹胀便秘

【主治】胸腰椎术后便秘。

【药物】大黄80克、厚朴60克。

【方解】大黄味苦性寒，具有清热通便，凉血解毒，逐瘀通经的功效，可用于治疗气结便秘、胸胁脘腹胀满；厚朴具有燥湿清痰，下气除满的功效，用于食积气滞、腹胀便秘。

【用法】将大黄80克、厚朴60克加适量水煎至300ml；将毛巾放入凉至

50℃的中药中浸湿，脐部消毒后，敷于脐部，用装有50℃热水的热水袋放在毛巾上。

【出处】吴桂霞，丘雪梅，李兰芳.中药敷脐治疗胸腰椎术后腹胀便秘的效果观察［J］.岭南现代临床外科，2007（05）：397-398.

26. 加味承气膏方敷脐治疗胸腰椎压缩骨折腹胀便秘

【主治】胸腰椎术后便秘。

【药物】大黄15克、芒硝10克、枳实10克、厚朴12克、冰片6克、透骨草12克。

【方解】本方为通里攻下的代表方，能急下实热燥结，承顺胃气下行，使塞者通，闭者畅，增加胃肠道推进机能及肠容积。大黄味苦性寒泻下，具有清热通便，凉血解毒，逐瘀通经的功效。透骨草、冰片具有较好的促渗透作用，与其他药物配合外用可提高外用药治疗效果。

【用法】上述各药捣碎研粉，取5克药粉用香油调成糊状置于脐内，敷以纱布轻轻按压填满后，胶布固定，1次/天；若出现脐部皮肤过敏、皮疹瘙痒、泄泻不止等症状则停止使用。

【出处】管力，刘鹏，刘春红.中药敷脐治疗胸腰椎压缩骨折腹胀便秘30例疗效观察［J］.齐鲁护理杂志，2011，17（25）：122.

27. 中药敷脐治疗血液透析患者功能性便秘

【主治】血液透析患者功能性便秘。

【药物】生大黄3克、芒硝3克、肉桂1克、生黄芪2克。

【方解】大黄苦寒，清热通便、凉血解毒、逐瘀通经；芒硝苦寒，泻热通便、润燥软坚；肉桂补火助阳，活血通经；黄芪益气固表、扶正祛邪。诸药合用，共奏补肾益气，通腑降浊，活血化瘀之效。

【用法】以上各药共研细末，脐部消毒后，用适量米醋和成糊状，敷于脐上，覆盖无菌纱布，用胶布固定，红外线照射15分钟或者热水袋敷15分钟，隔天更换1次。

【出处】施素华，陈燕波.中药敷脐治疗血液透析患者功能性便秘的疗效观察［J］.现代实用医学，2018，30（01）：116-118.

28. 中药敷脐治疗中风后便秘

【主治】中风后便秘。

【药物】生大黄、芒硝、莱菔子、冰片。

【方解】药物组成以大黄、苦寒，主入肝胆肠胃，通腑泄热，芒硝软坚散结，通便泄热，为通便常用之品，莱菔子消胀化积，质多油润，有助于胃肠运转，再加解毒，息风、活血等药配伍，使全方组成泻下通腑，理气息风，活血醒脑为主要作用的外用贴剂。

【用法】各药共研细末，脐部消毒后，用适量凡士林调和成膏状，敷于脐上，覆盖无菌纱布，用胶布固定。

【出处】阿九会.中药敷脐治疗中风后便秘60例临床观察［J］.光明中医，2014，29（06）：1225-1226.

29. 中药脐疗干预前列腺电切术后便秘

【主治】前列腺电切术后便秘。

【药物】大黄、当归、玄明粉。

【方解】大黄泻下热结，荡涤肠胃为主药；当归润肠通便为辅药，玄明粉润燥软坚、泻热通便同为辅药，蜂蜜性平、缓，能调和药性，保护皮肤。

【用法】大黄粉加当归粉加玄明粉1∶1∶1混合，脐部消毒后，用适量蜂蜜调和成1cm丸剂，置于脐上，覆盖无菌纱布，用胶布固定，每次6~8小时，每天换1次，15天为1个疗程。

【出处】董峻峰，叶燕芬，宋君仙.中药脐疗干预前列腺电切术后便秘的效果观察［J］.健康研究，2018，38（4）：459-461.

30. 中药脐疗治疗气虚型便秘

【主治】气虚型便秘。

【药物】黄芪250克、白术200克、炒莱菔子200克、厚朴150克、吴茱萸100克。

【方解】方中黄芪具有益气升阳之功；白术补脾益气，燥湿和中；吴茱萸性辛，具有温中驱寒降逆之用，厚朴具有温中行气，降逆宽肠之功；炒莱菔子可消滞除胀，降气通便，同时芳香之性较强，温通香窜，通经之力尤佳，有助于药物的穿透吸收和器官组织的功能恢复。全方可共奏振奋中阳、温补下元、润肠通便之功。

【用法】按比例取各药烘干研细备用，取适量用香油调成糊状，敷于脐上固定，每天更换，连用1个月。

【出处】朱建红，李伟君，汪金华，等.中药脐疗治疗气虚型便秘的疗效观察［J］.甘肃中医，2008，21（7）：17-18.

31. 中药脐疗治疗小儿功能性便秘

【主治】小儿功能性便秘。

【药物】大黄、芒硝、木香、冰片。

【方解】大黄、芒硝、冰片等组方具有清热通便，凉血解毒等功效。

【用法】大黄4份、芒硝2份、木香3份、冰片2份，研磨成细粉，加入适量火麻油混匀放置24小时，添入少量凡士林，调至适宜稠度，清洁患儿神阙穴，取5cm×5cm无菌敷贴涂抹10克调好的药膏，贴脐部，每次3小时，隔日进行1次，注意清洁患儿脐部，连续治疗4周。

【出处】翟瑞琴，王向辉，高若飞，等.敷脐疗法辅助治疗功能性便秘患儿的临床效果［J］.河南医学研究，2022，31（10）：1829-1832.

32.中药粉剂敷脐治疗功能性便秘

【主治】功能性便秘。

【药物】当归14克、火麻仁10克、生地10克、枳实5克、黄芪12克、大黄5克。

随证加减：燥热内结者，加黄柏10克、郁李仁12克；阴虚甚者，加玄参12克；阳虚者，加肉苁蓉15克；纳差者，加麦芽15克；气滞者，加佛手10克、柴胡10克。

【方解】火麻仁、生地补阴液润肠通便；黄芪健脾益气；当归活血通便；枳实宽肠行气、调理肠胃气机；大黄量少泻下而不伤正。

【用法】上药共研细末过筛备用，睡前脐部消毒后，用适量藿香正气水调和成糊状，敷于脐上，覆盖无菌纱布，用胶布固定。10天为1个疗程。

【出处】李灵杰，栗璐芳，和旭华.自拟中药粉剂敷脐治疗功能性便秘120例［J］.中国肛肠病杂志，2022，42（05）：70.

33.黄芪汤加减敷脐法辅治小儿便秘脾虚气弱证

【主治】小儿便秘脾虚气弱证。

【药物】黄芪20克、炒白术10克、陈皮5克、麻子仁5克、炙何首乌2.5克、冰片少许。

【方解】黄芪、炒白术补气健脾，麻子仁、白蜜润肠通便，陈皮健脾理气。炙何首乌填精补肾、润肠通便。

【用法】上药共研细末，脐部消毒后，用适量醋调和成糊状，敷于脐上，覆盖无菌纱布，用胶布固定，每次8小时，1日1次，治疗10天。

【出处】王慧熠.黄芪汤加减敷脐法辅治小儿便秘脾虚气弱证临床观察［J］.实用中医药杂志，2021，37（02）：237-238.

三、痛经

1. 神阙穴贴敷缓解原发性痛经

【主治】原发性痛经。

【药物】当归、川芎、肉桂、莪术、牡丹皮、红参、牛膝、桃仁、甘草。

【方解】参照宋代《妇人大全良方》，选择温经汤，以温经散寒，活血祛瘀止痛。方中当归、川芎、牡丹皮、红参、肉桂温经络，通血脉，调营卫以温经散寒，祛瘀养血；莪术、牛膝破血行瘀，以增强活血祛瘀止痛之力。

【用法】各药等比例共研细末，过筛备用，脐部消毒后，敷于脐上，艾灸1小时后覆盖无菌纱布，用胶布固定，8小时内自行取下。

【出处】武华清，张永光，刘洁."敷药灸脐法"对原发性痛经即时镇痛疗效观察38例［J］.中国社区医师·医学专业，2012，14（5）：214-215.

2. 磁药敷脐治疗血瘀型原发性痛经

【主治】血瘀型原发性痛经。

【药物】五灵脂20克、生蒲黄10克、当归15克、没药15克、延胡索15克。

【方解】方以五灵脂、生蒲黄为主药，通利血脉、祛瘀止痛，进而可推陈致新；当归取其活血祛瘀、养血调经之功，佐以延胡索、没药，没药散结气、通血滞、消肿定痛、祛腐生肌；延胡索为善行活血，气行则血行，通则不痛，为止痛良药。五药相配，共奏活血祛瘀、行气定痛之功。

【用法】各药共研细末，用2克药粉加1枚磁片（1500高斯）用适量茶油拌匀制成1.5cm×0.3cm的药片，月经前3天，脐部消毒后，将药片敷于脐上，覆盖无菌纱布，用胶布固定，每次贴敷24小时，1次/天，5天为1个疗程，连续治疗3个月经周期。

【出处】张晓华，方如舟，于杰.磁药敷脐治疗血淤型原发性痛经及对子宫血流动力学的影响［J］.时珍国医国药，2011，22（2）：365-367.

3. 白族药暖脐袋治疗原发性寒性痛经

【主治】寒湿凝滞型原发性痛经。

【药物】艾叶、黄芩、干姜、五味子各等分，硫黄1/5等分。

【方解】艾叶、干姜温经散寒止痛；硫黄补火助阳；全方具有温中散寒，健脾止痛的作用。

【用法】各药共研细末，取30克药粉装入布袋，用适量鲜姜汁浸湿后敷于脐上固定，每日睡前敷上，晨起解下，次晚复加姜汁如法贴敷，每5日换1

袋药。

【出处】史奇桓.白族药暖脐袋治疗原发性寒性痛经60例［J］.中国民族医药杂志药，2002，8（2）：8.

4.艾香药袋敷脐治疗少女痛经

【主治】未婚少女痛经。

【药物】艾叶10份，公丁香、乳香、没药、五灵脂、青盐各1份。

【方解】方中以艾叶为主温阳、调经、通脉；辅以公丁香、乳香、没药、五灵脂行气活血；青盐引药入下焦，敷于脐部通过神阙、丹田等穴位的吸收，经络的传递，调整脏腑的功能，共奏温经、通脉、活血化瘀之功。

【用法】先将艾叶研成艾绒，其余各药共研细末，与艾绒混合均匀，脐部消毒后，用20克药粉装于直径约15～20cm的布袋中，敷于脐上，覆盖无菌纱布，用胶布固定，每个月经周期换药袋1次，连续敷用3个月经周期为1个疗程。

【出处】王宝礼.艾香药袋敷脐治疗少女痛经40例［J］.中医外治杂志，1997，（5）：19.

5.丁麝散敷脐治疗痛经

【主治】痛经。

【药物】丁香、白芷、川芎各10克、麝香0.1克。

【方解】丁香味辛性温，擅温中止痛，温肾助阳；白芷味辛性温，为发散风寒药，有除湿通窍止痛之功；川芎味辛性温，功擅活血行气祛风止痛，临床应用于血瘀气滞证，既可活血又可行气，尤长于活血，能下行血瘀，为活血调经之常用药，其活血祛瘀、止痛效果良好；麝香味辛性温，辛香走窜之性最为浓烈，善于开窍通闭，兼活血散结止痛，直达女子胞宫。四药合用，共奏温经散寒、活血止痛、祛瘀开窍之功。

【用法】取上药烘干，研成细末，过筛加甘油调为药栓，备用。经前3天，将药栓敷脐，上面加手术薄膜覆盖固定。药干则换药1次，行经后3天取下，每月1次，连续使用至治愈或仅有微痛为止。

【出处】黄琨.丁麝散敷脐治疗痛经32例［J］.中医外治杂志，2013，22（6）：43.

6.敷脐法治疗寒凝血瘀型原发性痛经

【主治】寒凝血瘀型原发性痛经。

【药物】五灵脂10克、蒲黄10克、花椒10克。

【方解】五灵脂功擅通利血脉，散瘀止痛，蒲黄行血消瘀，花椒长于温中燥湿，散寒止痛，并且花椒含有一定量挥发油成分。诸药合用可达到温煦气血，透达经络，散寒止痛的作用。

【用法】各药共研细末，脐部消毒后，敷于脐上，覆盖无菌纱布，用胶布固定。月经前5日开始贴敷，每日1次，每次2~4小时，连续贴敷1周。

【出处】邢向茹.敷脐法治疗原发性痛经（寒凝血瘀型）的临床观察［D］.长春中医药大学，2012.

7. 敷脐疗法治疗原发性痛经（一）

【主治】原发性痛经。

【药物】当归30克、川芎30克、红花15克、延胡索15克、小茴香15克、肉桂15克、细辛10克。

【方解】当归甘、辛，温，补血和血，调经止痛；川芎辛温，行气开郁，活血止痛，红花辛温，活血祛瘀，通调经脉；延胡索辛、苦，温，行气、活血、止痛；细辛辛温，芳香气浓，性善走窜而散寒止痛；小茴香辛温，疏肝理气，温肾祛寒而止痛；肉桂辛、甘，热，补元阳，除积冷，通血脉；黄酒活血祛寒，通经活络。敷于神阙，药穴合用，共奏理气活血、通经止痛之功。

【用法】以上各药共研成细末。取本散9克以适量黄酒调匀，制成饼状敷于脐中，上覆伤湿止痛膏，再配合微波治疗30分钟。于每次月经前3天开始治疗，每日换药1次，经行3天后止，连续治疗3个月经周期。

【出处】曹雪梅，张洛琴.敷脐疗法治疗原发性痛经43例［J］.中医外治杂志，2011，20（4）：20-21.

8. 敷脐疗法治疗原发性痛经（二）

【主治】原发性痛经。

【药物】肉桂10克、吴茱萸20克、小茴香20克、没药20克、延胡索10克。

【方解】方中吴茱萸、肉桂温经散寒，兼通血脉止痛；小茴香增加温肾暖宫、散寒止痛之效；没药、延胡索化瘀止痛；益母草具有活血化瘀、散寒止痛的作用。诸药合用，温经散寒、通络止痛作用加强。

【用法】注意少食生冷，避免过凉。上药共研细末，脐部消毒后，用适量益母草膏调和成糊状，经前3天或痛经时敷于脐上，覆盖无菌纱布，用胶布固定，热敷效果更佳。1天换药1次，至经来痛止后停药，连续治疗3个月经周期。

【出处】吴冬红.敷脐疗法治疗原发性痛经120例［J］.中医外治杂志，2007，16（5）：9.

9. 妇笑散 I 号敷脐治疗原发性痛经

【主治】原发性痛经。

【药物】延胡索、丹参、乳香、没药、冰片。

【方解】乳香味辛且有香味，可温通气机，使脏腑气血之突然壅遏者，得以通达宣行，止诸痛。延胡索既入气分又走血分，可行气活血。益母草活血化瘀专行血海，乳香偏调气，没药偏调血，二者相辅相成，对胞宫、胞络积瘀之痛有特殊效果。

【用法】上药共研细末过筛备用，月经前1~2天或者月经来潮当天用药。脐部消毒后，用适量益母草膏调和成糊状，敷于脐上，覆盖无菌纱布，用胶布固定，2~3天换药1次，1个月经周期为1个疗程。

【出处】刘福丽，聂培浩，刘丽霞，等.妇笑散 I 号敷脐疗法治疗原发性痛经106例［J］.中国实用妇科与产科杂志，1996，12（1）：51.

10. 复方南星止痛膏敷脐治疗寒湿凝滞型原发性痛经

【主治】寒湿凝滞型原发性痛经。

【药物】复方南星止痛膏：天南星（生）、生川乌、丁香、肉桂、白芷、细辛、川芎、徐长卿、乳香（制）、没药（制）、樟脑、冰片。

【方解】方中天南星可燥湿化痰、祛风止痉、散结消肿。川乌具有祛风除湿、温经止痛的功效，二者为君药；肉桂、丁香为臣药，实为"丁桂散"，临床常外用救治筋骨痛、胃脘痛及痛经。白芷祛风止痛，细辛散寒止痛，二者均为古今止痛膏药方中的常用药；川芎辛温，活血化瘀，祛风止痛；乳香与没药是活血散瘀、消肿止痛之良药；徐长卿辛温，行气祛风止痛，并可祛风止痒，可减少皮肤痒疹的发生。白芷等上述各药均佐药；樟脑外用可除湿消肿止痛；冰片气味清凉宜人，有消肿止痛，防腐止痒之效。二者对皮肤有温和刺激作用，可促进药物透皮吸收，故为使药；乳香调气、活血、止痛、追毒。没药散血去瘀，消肿定痛。两者配伍共奏活血散瘀、行气舒筋之效。

【用法】月经前3~4天用复方南星止痛膏敷脐，每次取1张药贴，贴神阙穴6~8小时，每天1次，治疗7天为1个疗程，下次月经前3~4天再用。

【出处】高锦丽.复方南星止痛膏敷脐治疗原发性痛经（寒湿凝滞型）的临床研究［D］.广州中医药大学，2009.

11. 隔药灸脐法治疗寒凝血瘀型原发性痛经

【主治】寒湿凝滞型原发性痛经。

【药物】吴茱萸10克、白芍（生）10克、延胡索（醋炙）10克、冰片10克、乳香10克、没药10克、五灵脂（生）10克。

【方解】吴茱萸辛散温通，祛寒湿之邪，既可散肝经之寒，又疏肝经之瘀滞。生白芍酸敛肝阴，养血柔肝而止痛。乳香、没药常相须为用，活血行气止痛。延胡索辛散温通，为活血行气止痛之佳品。五灵脂苦泄温通，善活血化瘀止痛，可治疗瘀滞诸痛。冰片芳香走窜，通行经络，可促进药物快速吸收。以上诸药共奏温经散寒，活血痛经之功。

【用法】上药共研细末，脐部消毒后，用适量药粉敷于脐上，艾灸约1.5小时，治疗后将药粉覆盖无菌纱布并用胶布固定24小时。在每次月经开始前8～12天开始治疗，每3天治疗1次，直到月经来潮，连续治疗3个月经周期。

【出处】隋培森.隔药灸脐法治疗寒凝血瘀型原发性痛经患者的临床疗效观察［D］.山东中医药大学，2016.

12. 止痛散敷脐治疗寒湿凝滞型痛经

【主治】寒湿凝滞型痛经。

【药物】肉桂10克、细辛6克、吴茱萸10克、延胡索10克、乳香10克。

【方解】肉桂、细辛、吴茱萸温经散寒止痛；延胡索、乳香行气止痛。全方合用，共奏温经散寒、活血止痛之效。

【用法】上药共研细末，月经来潮之前取适量药粉敷于脐上，覆盖无菌纱布，用胶布固定，每2天换药1次，月经干净后停用，连用3个月经周期。

【出处】刘新霞.止痛散敷脐治疗寒湿凝滞型痛经63例［J］.中医外治杂志，2004（05）：49.

13. 脐灸治疗寒湿凝滞型原发性痛经

【主治】寒湿凝滞型原发性痛经。

【药物】吴茱萸、当归、白芍、川芎、桂枝、延胡索、肉桂、红花各等份。

【方解】肉桂辛甘大热，用来治寒凝血滞的闭经、痛经；吴茱萸温经散寒，桂枝辛甘温，能温经通脉，助阳化气，散寒止痛，临床常用于治疗寒凝血滞诸痛证；白芍能养血调经，缓急止痛；川芎乃"血中气药"，能"下调经水，中开郁结"，是妇科活血调经要药。当归具有补血活血，调经止痛的功效，是妇科要药；红花辛散温通，专入血分，具有活血通经，祛瘀止痛的功效，主治痛经，闭经，产后血晕和瘀滞腹痛等；延胡索可活血化瘀、行气止痛，"专治一身上下诸痛"，常与当归、红花合用治疗痛经。

【用法】上药共研细末，经期前7天开始治疗，取适量药粉敷于脐上并艾灸约1小时，将药粉覆盖无菌纱布并用胶布固定，次日晨起去掉药粉，每日换药并艾灸。10次为1个疗程。经期第3天停止，连续治疗2个月经周期。

【出处】尧彦.脐灸治疗寒湿凝滞型原发性痛经68例［J］.内蒙古中医药，2017，（10）：127–128.

14.脐敷痛经散治疗痛经

【主治】痛经。

【药物】吴茱萸20克、小茴香20克、肉桂15克、香附15克、芍药10克、柴胡10克、延胡索15克、桃仁15克、红花15克。

【方解】吴茱萸、小茴香和肉桂可温通经脉，祛寒散寒止痛；香附、柴胡、延胡索能够调理气血，调经止痛；桃仁、红花、芍药具有养血化瘀的功效。诸药配伍，内病外治，可起到调理气血、温经散寒、化瘀止痛的效果。

【用法】上药共研细末，脐部消毒后，取少许药粉炒热后敷于脐上，覆盖无菌纱布，用胶布固定，月经前3天开始敷用，直至月经期结束。连用3个月经周期。

【出处】赵宁社，李智武.敷脐痛经散治疗痛经150例［J］.中国民间疗法，2001，9（2）：52.

15.痛经膏敷脐治疗原发性痛经

【主治】原发性痛经。

【药物】丹参9克、延胡索9克、生姜3片。

【方解】丹参及延胡索活血行气，有较强的镇痛作用；生姜温经散寒；益母草膏中的益母草，既可活血化瘀，又可促进子宫收缩，加速宫腔血排除。各药合用后作用相辅相成。

【用法】共研成粉状，于行各取少许与混合搅拌成糊状，敷于脐部，外贴医用胶布，每天换药1次，每剂药可用5～6次，1个月为1个疗程。丹参和延胡索共研细末，生姜3片切成细末，在月经前1天或行经当日，脐部消毒后，用适量益母草膏调和成糊状，敷于脐上并覆盖无菌纱布并用胶布固定，每24小时换药1次，30天为1个疗程。

【出处】陈方，董爱玉.痛经膏敷脐治疗原发性痛经［J］.青岛医药卫生，1997（05）：39.

16.痛经宁敷脐治疗痛经

【主治】原发性痛经。

【药物】丁香10克、肉桂10克、延胡索10克、冰片10克、干姜10克、高良姜10克、郁金10克、五灵脂10克、蒲黄10克。

【方解】方中用郁金、蒲黄、五灵脂、延胡索等行气活血，丁香、肉桂、高良姜等散寒，藿香正气水散寒除湿，冰片性微寒，可取其止痛之效。诸药合用可奏行气散寒、祛湿、化瘀止痛之效。

【用法】以上各药烘干共研细末，于经前3天，脐部消毒后，用适量黄酒或用藿香正气水和成糊状，敷于脐上，覆盖无菌纱布，用胶布固定，每24小时换药1次，连续治疗至月经停止后3天结束。

【出处】陈金梅.痛经宁敷脐治疗痛经［J］.江苏中医，1998（11）：34.

17.痛经散敷脐治疗原发性痛经（一）

【主治】原发性痛经。

【药物】当归30克、川芎30克、乳香（制）30克、没药（制）30克、延胡（制）30克、吴茱萸15克、细辛15克、肉桂15克、小茴香15克、艾叶15克。

【方解】当归、川芎为阴中之阳药，血中之气药，可养营活血行气；吴茱萸、肉桂、艾叶、小茴香、细辛可温经散寒止痛；延胡索、乳香和没药化瘀止痛。诸药合用，能够促进寒散、气顺、血和，冲任流畅，经血畅行则痛自愈。

【用法】以上各药烘干共研细末，经前3天或临经腹痛时，脐部消毒后，用适量陈酒和成糊状，敷于脐上，覆盖无菌纱布，用胶布固定，敷热水袋5~10分钟，每24小时换药1次，5天为1个疗程，治疗1~3个疗程。

【出处】罗光保.痛经散敷脐治疗原发性痛经50例［J］.浙江中西医结合杂志，1997（02）：127.

18.痛消散敷脐治疗原发性痛经（二）

【主治】原发性痛经。

【药物】细辛9克、肉桂15克、丁香9克、木香9克、吴茱萸15克、蒲黄12克、五灵脂10克、当归20克、樟脑6克。

【方解】方中肉桂、细辛、吴茱萸温经散寒止痛，当归、蒲黄、五灵脂、木香和血调经止痛，丁香、樟脑辛香走窜，可促进药物吸收。诸药同用可共同发挥祛寒散瘀，通经止痛之效。

【用法】以上各药烘干共研细末过筛，经前5天至月经第3天，脐部消毒后，用适量黄酒制成药饼，敷于脐上，覆盖无菌纱布，用胶布固定，早晚用热水袋外敷30分钟，每24小时换药1次，使用3个月经周期为1个疗程。

【出处】李双.痛消散敷脐治疗原发性痛经疗效观察［J］.实用中医药杂志，2006（12）：769.

19. 吴茱萸脐敷治疗原发性痛经

【主治】原发性痛经。

【药物】吴茱萸。

【方解】吴茱萸可温经散寒止痛，助阳止泻。

【用法】月经来潮前1周采用吴茱萸研制粗末加醋调成糊状敷于神阙穴，每24小时换药1次。连续治疗3个月经周期。

【出处】卞莹.吴茱萸脐敷治疗女大学生原发性痛经60例［J］.中国中医药现代远程教育，2014，12（13）：37.

20. 消痛宁敷脐治疗痛经

【主治】原发性痛经。

【药物】延胡索30克、川芎30克、桃仁炒30克、乳香（制）30克、没药（制）30克、穿山甲20克、肉桂20克、丁香20克、蒲黄15克、五灵脂15克。

【方解】方中川芎、延胡索、五灵脂、蒲黄、制乳香和制没药可行气活血；丁香、肉桂温经散寒止痛；穿山甲通络止痛。再通过艾灸温经通络，助药行达病所，共同发挥行气散寒、活血化瘀、通络止痛的作用。

【用法】以上各药烘干共研细末，经前5天脐部消毒后，用适量黄酒或温开水和成药饼，敷于脐上，覆盖无菌纱布，用胶布固定，每天换1次，连续治疗到经净3天结束。

【出处】姚玉荣.消痛宁敷脐治疗痛经90例［J］.中国民间疗法，2001（06）：31-32.

21. 中药敷脐治疗原发性痛经

【主治】原发性痛经。

【药物】丹参10克、延胡索10克、益母草30克。

【方解】方中丹参苦平，活血祛瘀，调经消肿止痛；延胡索理气止痛，活血散瘀，具有镇静和镇痛的作用；益母草可活血调经，祛瘀生新。诸药合用可促进子宫收缩，加强经血排除。

【用法】以上各药加水煎1小时，过滤去渣加入总药量的1/3的黄丹煎至成膏，经前3天或临经腹痛时，脐部消毒后，用适量药膏加热软化，敷于脐上，覆盖无菌纱布，用胶布固定，每天换药1次，用药期间每天至少饮用500ml淡盐水，直至月经干净。连续治疗3个月经周期。

【出处】周玉娣，魏秋玻，周萍.中药敷脐治疗原发性痛经的效果观察［J］.护理学杂志，2006（12）：11-12.

22.月舒膏敷脐治疗原发性痛经

【主治】原发性痛经。

【药物】香附9克、乳香9克、延胡索9克、丹参15克、没药9克、益母草30克。

【方解】乳香、香附味辛且有香味,有温通经络之功效。延胡索行气活血;丹参活血祛瘀养血安神;益母草活血化瘀,专行血海;乳香偏调气;没药偏调血;上述各药合用可相辅相成,加之外治贴敷益母草浓汁,疗效显著。

【用法】以上各药除益母草外烘干共研细末过筛,益母草加水煎至浓汁,经前1~2天用药。脐部消毒后,用适量益母草浓汁调和药末成药饼,敷于脐上,覆盖无菌纱布,用胶布固定,每天换药1次,1个行经期为1个疗程。

【出处】张爱云.月舒膏敷脐治疗原发性痛经117例分析［J］.山东医药,2000（05）:63.

23.中药敷脐治疗痛经（一）

【主治】痛经。

【药物】血竭10克、乳香（去油）10克、川芎10克、肉桂10克。

【方解】血竭、乳香活血化瘀止痛;川芎下行血海,为调经要药;肉桂温通血脉而止痛。

【用法】以上各药烘干共研细末,经前3~5天脐部消毒后,用适量黄酒和成糊状,敷于脐上,覆盖无菌纱布,用胶布固定,每24小时换药1次,用药至月经来潮停止,连续使用3个月经周期。

【出处】王宏伟,朱会友,王宏杰.中药敷脐治疗痛经［J］.安徽中医临床杂志,1998（05）:332.

24.中药敷脐治疗痛经（二）

【主治】痛经。

【药物】肉桂15克、小茴香12克、丁香6克、月季花10克、炮姜12克、川芎12克、赤芍10克、桃仁12克、延胡索10克。

【方解】取肉桂、小茴香、炮姜温经散寒止痛;川芎、赤芍、桃仁、月季花、延胡索活血调经,理气止痛;少佐丁香温中降逆。

【用法】上药共研细末备用。在月经周期前3天,取药末适量,用75%酒精调成糊状,贴敷脐部（神阙穴）,用消毒纱布覆盖,胶布固定。每日换药1次,7天为1个疗程。一般用2~3个疗程。

【出处】侯久凤,朱德礼,王生义.中药敷脐治疗痛经36例疗效分析［J］.

内蒙古中医药，1995（04）：29.

25. 中药脐部外敷治疗原发性痛经

【主治】原发性痛经。

【药物】乳香、没药、延胡索、当归。

【方解】乳香、没药、延胡索活血化瘀行气；当归活血化瘀、通经止痛、养血活血；治疗血滞气瘀、气血不畅或气血虚弱之痛经有较好的效果。

【用法】以上各药烘干共研细末，经前3天脐部消毒后，取适量药粉，敷于脐上，覆盖无菌纱布，用胶布固定，每48小时换药1次，经期过后停用，连续使用3个月经周期。

【出处】张春霞，陈文伟.中药脐部外敷治疗原发性痛经［J］.内蒙古中医药，1966（S1）：73.

26. 中药贴脐治疗痛经

【主治】原发性痛经。

【药物】当归10克、白芍12克、延胡索15克、香附12克、五灵脂12克、檀香10克、肉桂3克、杜仲10克、樟脑3克。

【方解】应用活血止痛的当归、白芍调经补肝，香附、延胡索、五灵脂、檀香行气、活血、止痛，肉桂、杜仲暖宫补肾，樟脑芳香引药入经。全方合用能激发经络之气，通过活络，促进气血运行，达到"通则不痛"的目的。

【用法】上药研细粉，用黄酒调成糊状，即为治血止痛膏。于月经前5日，在脐部贴敷活血止痛膏3克，外用胶布固定，6小时取下，每日1次，连续治疗5天。

【出处】王玉琴.中药贴脐治疗痛经50例［J］.青岛医药卫生，1999（01）：10.

27. 中医敷脐法治疗原发性痛经

【主治】原发性痛经。

【药物】气滞血瘀型：乳香10克、没药10克、白芍50克、当归50克、吴茱萸50克。

寒凝血瘀型：肉桂20克、吴茱萸20克、小茴香20克、赤芍20克、温姜10克、桃仁10克。

【用法】以上各药烘干共研细末，经前3天脐部消毒后，用适量30度白酒和少许凡士林和成膏状，敷于脐上，覆盖无菌纱布，用胶布固定，每24小时换药1次，经净取下，连续治疗3个周期。

【出处】谭学锋.中医敷脐法治疗原发性痛经［J］.江西中医药,2004（11）:33.

28.自拟痛经散敷脐治疗原发性痛经

【主治】原发性痛经。

【药物】肉桂12克、炮姜12克、当归10克、川芎10克、赤芍10克、桃仁10克、香附10克、五灵脂12克、生蒲黄12克、延胡索12克、琥珀末3克。

【方解】当归补血调经;肉桂、炮姜温经散寒;五灵脂、生蒲黄、延胡索、赤芍化瘀止痛,桃仁、琥珀活血化瘀,川芎调经止痛。本膏方以祛瘀散寒为核心,辅以养血、行气。全方配伍得当,化瘀生新。

【用法】以上各药烘干共研细末,经前2天脐部消毒后,用适量60度白酒和成糊状,敷于脐上,覆盖无菌纱布,用胶布固定,每24小时换药1次,连续使用3个月经周期。

【出处】许蓉.自拟痛经散敷脐治疗原发性痛经58例［J］.中原医刊,2002（07）: 50.

29.芳香热奄包联合敷脐法治疗气滞血瘀型原发性痛经

【主治】气滞血瘀型原发性痛经。

【药物】干姜、吴茱萸、小茴香各60克,粗盐250克。

【方解】吴茱萸、小茴香具有驱寒散湿、理气止痛作用,可配合干姜,强化散寒作用,将其与粗盐混合加热,作用于腹部,有活血化瘀、温经散寒、除痹等功效。

【用法】以上各药烘干共研细末,装入小布袋制成药包,经前7天脐部消毒后,用微波炉加热3分钟,敷于脐上,覆盖无菌纱布,用胶布固定,每天治疗40分钟,隔天换药,经停3天后停止,连续治疗3个月经周期。

【出处】涂建红,徐姗姗.芳香热奄包联合敷脐法在气滞血瘀型原发性痛经患者中的应用［J］.全科护理,2022,20（18）: 2522-2524.

四、宫寒

中药敷脐治宫寒

【主治】宫寒不孕。

【药物】小茴香、干姜、延胡索、没药、当归、川芎、肉桂、赤芍、蒲黄、五灵脂、冰片、香附、艾叶、吴茱萸。

【方解】方中当归、川芎、赤芍活血散瘀,养血调经,以除寒凝所致的经脉瘀滞，条畅气血之通路，为君药；小茴香、干姜、肉桂、吴茱萸、艾叶散寒通阳，温暖冲任，直指宫寒病因，为臣药；蒲黄、五灵脂、延胡索、没药活血祛瘀，散结定痛，以缓解宫寒腹痛，为治标之药，香附、冰片行气通络，使药快速透达病所。诸药调配，标本兼顾，共奏散寒温阳、散结化瘀、调经止痛之功，从而达到改变宫寒的目的。

【用法】以上各药烘干共研细末，脐部消毒后，涂抹姜汁，将药粉敷于脐上并覆盖桑皮纸，在桑皮纸上铺上姜蓉后艾灸约2小时，艾灸结束后用无菌纱布覆盖并用胶布固定，每24小时治疗1次，连续治疗3个月。

【出处】范强芳，柯婵，吴晓兰.改良隔药灸脐法治疗宫寒不孕的临床观察［J］.中医药导报，2018，24（16）：94-96.

第四节　小儿病症

一、小儿遗尿

1.敷脐疗法治疗小儿遗尿

【主治】Ⅰ 脾肾气虚型小儿遗尿；Ⅱ 肝经湿热型小儿遗尿。

【药物】Ⅰ号方：益智仁15克、山药15克、乌药15克、桑螵蛸15克、五味子15克、金樱子15克。

　Ⅱ号方：五倍子15克、煅牡蛎30克、龙胆草10克、黄柏10克、栀子10克、车前子6克。

【方解】Ⅰ号方：益智仁固精缩尿，温脾开胃；山药补益脾肾，兼有收涩作用；乌药有行气温肾散寒之功，可温散下焦虚冷，助膀胱气化，固涩小便。上三味乃是益气补肾之缩泉丸的组成。桑螵蛸可补肾助阳，固精缩尿；五味子酸、温、收敛，能益肾固涩，以缩小便；金樱子酸涩收敛，功专固涩，尤适于体虚下焦不固者。上药共用，使下元得暖，脾肾充实，膀胱约束有力，则遗尿自止。选取醋调和，不仅醋本身有酸敛收涩之功，还取其挥发特性，可促进药效的发挥循行，借助神阙穴渗透，通过经络作用共达调和阴阳、固本培元、清利热结、固涩止遗的功效。

　Ⅱ号方：五倍子酸、涩、寒，酸可收敛止遗，寒可清火，乃为君药；煅牡蛎味咸，微寒，长于收敛固涩，并且可治疗烦躁不安之症；龙胆草清热燥湿、泻肝火效果最佳；黄柏有退热制火作用，清下焦热效好，对盗汗、遗尿诸证均有良好效果；栀子清利湿热，配黄柏可增强清除湿热作用；配方中用少量车前子乃是取其反佐之法，因车前子不仅对下注于膀胱之热有良好的清解作用，并且可利水湿、分清浊，使水湿从大小便分别而出，各行其道。诸药合用，肝热得清，下焦平和，则排尿归于正常。选取醋调和，不仅醋本身有酸敛收涩之功，还取其挥发特性，可促进药效的发挥循行，借助神阙穴渗透，共同起到调和阴阳、固本培元、清利热结和固涩止遗的作用。

【用法】取药末少许，用醋调成药糊，外敷在脐部，以填平为度，上盖纱布，胶布固定。每24小时换药1次（出现脐炎或过敏者勿用），10天1个疗程，疗程间停药2天继续用药。

【出处】张波.敷脐疗法治疗小儿遗尿［J］.中医外治杂志，2001（05）：20.

2. 附子敷脐治疗小儿遗尿症

【主治】小儿遗尿症。

【药物】干姜10克、炮附子6克、补骨脂10克。

【方解】附子辛热，临床辨证须准，寒证方可用之。用于小儿遗尿症，须辨清证属下元虚寒者，可放胆投之。

【用法】取药适量，研为细粉，用醋调和为膏状，填脐，1日1换。

【出处】陈文龙.附子敷脐治疗小儿遗尿症［J］.中国民间疗法，2005（12）：26.

3. 何首乌散敷脐治疗小儿遗尿症

【主治】小儿遗尿症。

【药物】何首乌3克、五倍子3克。

【方解】方中何首乌味苦、甘、涩，性微温，入肝经和肾经，具有补肝肾，益精血，收敛精气的功效。五倍子味酸、涩，性寒，入肺、大肠经和肾经，性收，具有收敛固涩的功效。二药合用寒温相济，其性平和，敷脐后可通过任督二脉使入肾经之药性随其经气径入病所，发挥补肾益精，缩尿止遗的功效。

【用法】取药细末适量，用醋调成软膏状，每日睡前敷，次晨取下，5夜1个疗程。

【出处】李远佳.何首乌散敷脐治疗小儿遗尿症60例［J］.湖北中医杂志，1993（02）：29.

4. 胡椒粉敷脐治疗小儿遗尿

【主治】非器质性的小儿遗尿症。

【药物】黑胡椒粉。

【用法】取黑胡椒细粉适量，每晚睡前填于肚脐，填平为度；外盖伤湿止痛膏，周围压紧，以免活动时漏掉药粉。1日1换，7次为1个疗程。

【出处】陈长义.胡椒粉敷脐治疗小儿遗尿［J］.中医杂志，1986（07）：28.

5. 鹿麻散敷脐治疗小儿遗尿

【主治】小儿遗尿。

【药物】鹿角霜、生麻黄各等份。

【方解】鹿麻散中，鹿角霜具补肾固摄之功，即培元以止其遗尿；麻黄性辛温，入肺经和膀胱经，具有通阳化气，宣降肺气，通水道的功效，可使膀胱气化得以恢复，开合有度，遗尿便止。

【用法】上药晒干，各碾成粉末，过100目筛，等量混合，即成鹿麻散。每晚睡前取鹿麻散3克，用风油精调成糊状，将药糊敷于脐上，外盖伤湿止痛膏。1日1换，10次为1个疗程。

【出处】李少春.鹿麻散敷脐治疗小儿遗尿29例报告［J］.现代康复，1998（04）：124-125.

6. 脐疗治疗小儿遗尿（一）

【主治】小儿遗尿。

【药物】丁香30克、肉桂30克、五倍子30克、煅牡蛎30克。

【方解】方中丁香、肉桂、五倍子等具有温肾助阳，固涩止遗之功效。诸药研成细末后，通过脐部给药吸收，直达肾脏，从而达到温肾止遗的效果。

【用法】按比例取上药适量，共研细末，药粉过80目筛，备用。取上述药粉5~8克，用适量白酒调匀，敷于脐中，填平为度，每晚换药1次，7天1个疗程。此外，坚持睡前小便1次。

【出处】陈彬.脐疗法治疗小儿遗尿12例［J］.实用中医药杂志，2000（06）：36-37.

7. 脐疗治疗小儿遗尿（二）

【主治】小儿遗尿。

【药物】生姜30克、炮姜6克、附子6克、补骨脂12克。

【方解】补骨脂具有温肾健脾、缩尿固精的功效，合生姜、炮姜、附子在神阙穴施治可温煦下元虚冷，补命门之火，助一身之阳气，则遗尿可止。

【用法】上药各取适量，共捣成泥状，将药泥外敷于脐孔，用胶布固定，每5天换药1次。

【出处】冀秀玲，王中礼.脐疗治疗小儿遗尿［J］.中国民间疗法，2013，21（1）：61.

8.脐疗治疗小儿遗尿（三）

【主治】小儿遗尿。

【药物】丁香、干姜、附子、益智仁、芡实、煅龙骨各等份。

【方解】丁香芳香走串，温通经络；干姜温里散寒；附子补肾助阳；益智仁暖肾固精、温脾缩尿；芡实补肾缩尿；龙骨煅龙骨镇静醒神、缩尿止遗。

【用法】上述各药研细末，取药末适量，以醋调成药糊，敷于脐部，填平或略高为度，外敷无菌纱布固定，热水杯旋转温熨纱布30分钟。8小时后取下。2日治疗1次，10次1个疗程，治疗2个疗程后统计疗效。

【出处】贾红玲.脐疗治疗小儿遗尿46例［J］.山东中医杂志，2010，29（1）：35.

9.敷脐治疗小儿遗尿

【主治】小儿遗尿。

【药物】麻黄、益智仁、肉桂。

【方解】益智仁补肾温脾，固精缩尿；麻黄中含有麻黄碱，对中枢神经具有兴奋作用，使患儿易醒；肉桂引火归原，温煦下元虚冷。诸药合用，共奏补肾助阳、固精缩尿之功效。

【用法】麻黄、益智仁、肉桂按2∶1∶1比例混合，共研为药粉，瓷瓶盛贮，勿令泄气。每次4克，食醋调成饼状，敷于脐部，3天换药1次，3次为1个疗程。

【出处】莫太安.小儿脐疗十五法［J］.云南中医杂志，1992（04）：48-49.

10.药物敷脐治疗小儿遗尿（一）

【主治】小儿遗尿。

【药物】益智仁、肉桂、乌药、黄芪、五倍子、山药各等份。

【方解】益智仁温肾固精，缩尿止遗；肉桂温补脾肾，引火归原；黄芪补脾肺之气；山药补肾涩精；乌药温肾散寒；五倍子补肾固涩；诸药共用，有效治疗小儿遗尿。

【用法】按等量取各药细末混匀。每次取10克，临睡前用食醋调成药糊敷于脐部。每24小时更换，连敷5次；后隔天敷脐1次，每次24小时，再敷5次；最后每周2次，每次24小时，连敷2周。

【出处】史丽清.药物敷脐治疗小儿遗尿［J］.河南中医，2003（02）：33.

11. 药物敷脐治疗小儿遗尿（二）

【主治】小儿遗尿。

【药物】麻黄32克、益智仁16克、肉桂16克、五倍子16克。

若患儿少气自汗加党参，畏寒肢冷加附子，伴见其他症状者需随症加减药物。

【方解】益智仁补肾温脾，固精缩尿；五倍子温肾固涩；麻黄中的麻黄碱，可以兴奋中枢神经，使患儿易醒；肉桂引火归原，温煦下元虚冷。上述各药合用可以共同发挥补肾助阳、固精缩尿之功效。

【用法】按比例取上药细末，混合均匀，备用。每次取10克，临睡前用食醋调成药糊后敷于脐部。用药24小时后取下，间隔24小时再按上述方法敷用，连敷4次之后，每隔1周敷脐2次，方案同前，连续2周以巩固疗效。

【出处】张奇文.中国膏敷疗法［M］.中国医药科技出版社：北京，2018：441.

12. 遗尿膏外敷脐部治疗小儿遗尿

【主治】小儿遗尿。

【药物】益智仁20克、山药20克、五味子20克、桑螵蛸20克、山茱萸20克。

【方解】益智仁补肾温脾，固精缩尿；五味子温肾固涩；山药补肾涩精；山茱萸补益肝肾，涩精固脱；桑螵蛸温补脾肾，固摄精气。诸药合用，共奏温肾固涩之功效。

【用法】上药各取适量，共研细末，加入少许食醋调匀，后敷于脐部，每晚临睡前外敷，次日晨起取下，10天1个疗程。

【出处】董丹.遗尿膏外敷脐部治疗小儿遗尿45例［J］.吉林中医药，2010，30（01）：41.

13. 蜘蛛网敷脐治疗小儿遗尿症

【主治】小儿遗尿症。

【药物】蜘蛛网。

【用法】取木门后如钱大蜘蛛网1~3枚，捻碎，敷于脐眼，外贴盖胶布，每晚临睡前1次，连用1~3次。

【出处】王建新，郑金海.蜘蛛网敷脐治疗小儿遗尿症11例［J］.中国社区医师，1990（11）：34.

14.中药敷脐治疗小儿遗尿（一）

【主治】小儿遗尿。

【药物】栀子15克、硫黄30克、2寸长葱白3支。

【用法】上药各取适量，共捣呈泥状。睡前敷于小儿脐部，次日取下。

【出处】王培满，韩星罡.中药敷脐治疗小儿遗尿［J］.中国民间疗法，2004（01）：13.

15.中药敷脐治疗小儿遗尿（二）

【主治】小儿遗尿。

【药物】何首乌、硫黄、桑螵蛸、龙骨各等份（止遗散）。

【方解】方中何首乌可补肝肾益精血，收敛精气；硫黄秉纯阳之精，大热之性，善补命门火助阳，桑螵蛸补肾阳缩尿，有较强的收敛固涩作用；龙骨甘涩性平能益气摄涩止遗；葱白通阳化气。诸药合用补肾助阳，缩尿止遗。

【用法】上药各取适量，共研细末，每次取5克，与鲜葱白5根共捣如泥，制成软饼状，敷脐部，次晨取下。7天1个疗程。睡前应排净尿液，夜间掌握小儿遗尿时间，及时叫醒排尿。

【出处】韩智.中药敷脐治疗小儿遗尿48例［J］.辽宁中医杂志，1995（06）：264.

16.中药敷脐治疗小儿遗尿（三）

【主治】小儿遗尿。

【药物】硫黄6克、葱白5只。

【方解】硫黄温肾壮阳，配合通阳散寒的葱白，二者一温一通，使肾阳得壮，固摄有权，水道开阖自能有度；温通化气能驱散内聚之阴寒水邪，故无须选用固涩缩尿之品。佐以冰片，一用其芳窜，助药吸收与扩散，二取其性清凉，缓解葱白外敷引起的灼热痛症状。

【用法】取硫黄6g，研为细末，加入葱白5只，共捣如泥做成药饼，药饼表面撒少许冰片细末，临睡前敷于脐部。每日1次，7日为1个疗程，连续治疗2个疗程，治疗结束后观察1个月。

【出处】谢子娇，刘成德.中药敷脐治疗小儿遗尿症32例［J］.中国民间疗法，1999（10）：12-13.

17. 中药敷脐治疗小儿遗尿（四）

【主治】小儿遗尿。

【药物】益智仁16克、山药16克、乌药6克、肉桂16克、五倍子16克。

【方解】方中益智仁温肾暖脾，固精缩尿；山药归肺、脾、肾经，益气健脾，补肾涩精；乌药温肾散寒，以助膀胱气化，固涩小便；肉桂温补肾阳，以暖下元，助膀胱气化；五倍子敛肺降火，收涩固精。诸药合用，共奏宣肺温肾健脾、固精缩尿止遗之效。

【用法】上药各取适量，共研细末，混合均匀，备用。每次取10克，临睡前用少许食醋调成药糊备用。用75%的酒精棉球消毒脐部及脐周，药糊敷于脐部，贴敷保鲜膜，外包纱布，胶布固定。用药24小时后取下，间隔24小时再按上述方法敷用，连敷4次之后，隔1周敷脐2次，方案同前，连续2周巩固疗效。

若患儿少气自汗加党参；畏寒肢冷加附子；困寐不醒加菖蒲；伴见其他症状者需随症加减药物。治疗期间，嘱患儿白天不宜玩耍过度，以免疲劳贪睡，晚饭后控制饮水量，并嘱家长临睡前提醒患儿排尿，入睡后按时唤醒1~2次，使患儿逐步形成能自行排尿的习惯。

【出处】王艳丽.中药敷脐治疗小儿遗尿症［J］.四川中医，2008（07）：89.

18. 中药敷脐治疗小儿遗尿（五）

【主治】小儿遗尿。

【药物】麻黄32克、益智仁16克、肉桂16克、五倍子16克。

【方解】方中益智仁温肾暖脾，固精缩尿；肉桂温补肾阳，以暖下元，助膀胱气化；五倍子敛肺降火，收涩固精；麻黄辛温散寒，且麻黄中的麻黄碱兴奋神经，使患儿易醒。诸药合用，共奏宣肺温肾健脾、固精缩尿止遗之效。

【用法】上药各取适量，共研细末，混合均匀。每次取10克，临睡前用少许食醋调成药糊，备用。用药24小时取下，间隔24小时再按上述方案敷用，连敷4次之后，隔1周敷脐2次，方案同前，连续2周以巩固疗效。若患儿少气自汗加党参；畏寒肢冷加附子；伴见其他症状者需随症加减药物。

【出处】辛红.中药敷脐治疗小儿遗尿症［J］.中国乡村医药，1998（07）：44.

19. 中药敷脐治小儿遗尿（六）

【主治】小儿遗尿症。

【药物】龙骨30克、五倍子30克、麻黄30克、五味子30克、益智仁30克、附片（炙）15克、肉桂15克、黄芪30克、桑蛸30克。

【方解】本散剂具有温肾益气，固脬缩尿之功，方中益智仁温暖下焦，龙骨镇静安神，收敛固涩，桑蛸缩尿止遗，五味子敛阴滋肾，附片、肉桂性辛温，能通阳化气，黄芪甘温入脾肺经，具有补气升阳，益气固表，五倍子固精收敛，麻黄宣降肺气，通调水道。全方合用具有补气温肾之功，使膀胱气化得以恢复，开阖有度，遗尿自止。

【用法】上药各取适量，研为细末，过筛混合备用。每次取15克，用适量陈醋将药末调成药糊，填入脐部，填平为度，覆盖塑料布，外盖纱布，胶布固定。每用药24小时换药1次，1周为1个疗程。陈醋调敷不适者，药糊可用淡盐水调制。

【出处】张廷良.中药敷脐治小儿遗尿症［J］.青海医药杂志，1997（03）：39.

20. 中药帖脐治小儿遗尿

【主治】小儿遗尿或小便失禁。

【药物】麻黄、巴戟天、硫黄、茯神各等份。

【方解】方中以麻黄提阳气于上，通调水道；茯神醒脑安神并健脾；硫黄、巴戟补肾助阳益火。全方肺、脾、肾同治，故收佳效。

【用法】上药各取适量，研为细末，密封备用。每晚睡前3小时，选用75%的酒精消毒清洗脐部及脐周围。每次取药末5～10克，以适量蜂蜜调和均匀，置于患儿脐孔中央，外盖纱布，胶布固定，次晨去掉。

【出处】赵泽华.中药贴脐治小儿遗尿［J］.中医外治杂志，1995（04）：45.

21. 自制中药敷脐膏治疗小儿遗尿

【主治】小儿遗尿。

【药物】生附子、五倍子、覆盆子、桑螵蛸各等份。

【方解】用大热的生附子祛寒温阳，峻补下焦元阳，助阳化气，温逐肾脾寒湿，根据"涩以固脱"的机制，更用三种甘温酸咸涩的固涩药益肾缩尿和敛肺缩尿。葱白辛温，入肺胃两经，温阳散寒，内通阳气。

【用法】上药各取适量，研细，用时先将葱白捣泥，加入上述药末搅和成团状，敷于患儿脐窝内，填满为度，外盖伤湿止痛膏。每晚睡前敷药，次晨取下。4周为1个疗程。

【出处】黄秀庭，黄磊，李秀梅，等.自制中药敷脐膏治疗小儿遗尿症72例［J］.滨州医学院学报，1996（03）：311.

二、小儿食欲不振

1. 中药敷脐治小儿食欲不振（一）

【主治】小儿厌食。

【药物】大黄、槟榔、高良姜、白豆蔻、陈皮、山楂、鸡内金、胡黄连。

【方解】高良姜、白豆蔻、陈皮具有芳香穿透之性。大黄泻下攻积；陈皮理气开胃；山楂、鸡内金消食健脾开胃；槟榔杀虫消积；高良姜温胃散寒，消食止痛；白豆蔻温中消食宽中；胡黄连清热凉血燥湿。脾喜燥恶湿，合诸药以醒脾开胃消食宽中。

【用法】上各药极细粉末分别取适量，用特制透皮吸收促进剂提炼精制成膏状，备用。每次取桐子大小敷于肚脐，固定。每日1次，每次敷12小时，7~10次为1个疗程。

【出处】孙凤英."厌食一贴灵"治疗小儿厌食症500例［J］.中医儿科杂志，2006，2（3）：32-33.

2. 中药敷脐治小儿食欲不振（二）

【主治】小儿厌食。

【药物】苍术、炒麦芽、焦山楂、鸡内金、砂仁、陈皮、木香、阿魏。

【方解】方中苍术味微苦，气芳香而性温燥，功能醒脾助运，疏泄湿浊为运脾要药。砂仁可行气调中助消化。木香、陈皮能理气开胃，助中焦之运化；山楂、麦芽、鸡内金为消食开胃之药。阿魏辛苦温，辛则走而不守，温则通而能行，故能消积开胃。醋为辛窜之品，即可温中助阳，启发脾中阳气，又可助药物透皮吸收。诸药配伍，使脾胃调和，脾运复健，则胃纳自开。

【用法】取苍术、炒麦芽、焦山楂、鸡内金、砂仁、陈皮、木香、阿魏中药颗粒剂，按10：10：10：3：3：6：6：3比例混匀，装瓶备用。用时取6克左右药末，用醋调成膏状敷于神阙穴，敷贴曲安奈德新霉素贴膏，每天1换，连敷5天为1个疗程，2个疗程后统计疗效。

【出处】成华.运脾开胃膏敷贴治疗小儿厌食症68例［A］.中华中医药学会外治分会.2007中华中医药学会外治分会第五次学会年会学术文集［C］.中华中医药学会外治分会：中华中医药学会，2007：3.

3. 中药敷脐治小儿食欲不振（三）

【主治】小儿厌食。

【药物】玄明粉6克、丁香3克、鸡内金10克、山楂30克、桃仁10克、砂仁10克、莱菔子10克、木香10克。

【方解】玄明粉、桃仁清热通腑润燥；莱菔子、木香消积除胀开郁；鸡内金、山楂消食开胃；丁香、砂仁暖胃醒脾。众药合用可使患儿腑气通，积滞除，胃肠清，食积明显改善，体现了腑以通为用、以降为顺的特点。

【用法】上药各取适量，共研为细粉，用米醋调成丸状，敷于神阙穴，胶布块固定，敷贴24小时，休息24小时，10次为1个疗程。

【出处】田霞.中药敷脐疗法治疗小儿厌食症55例［J］.中国民间疗法，2007（07）：15-16.

4. 中药敷脐治小儿食欲不振（四）

【主治】小儿厌食。

【药物】肉桂40克、苍术30克、枳壳30克、砂仁30克、焦三仙30克、白豆蔻20克、陈皮20克。

【方解】肉桂温肾益脾，调中和胃，祛寒止痛；苍术、焦三仙利湿健脾开胃；枳壳破气消积，涤痰降痞；陈皮行气运脾，调中快膈；砂仁、白豆蔻化湿行气。众药可共同起到健脾和胃，化湿消滞的作用。

【用法】取上药适量，共研为细粉，以生姜汁调成糊状后敷于脐中，填平为度。同时根据病情辨证后，选敷配穴1～3个。1～5岁敷贴24～36小时，6～12岁敷贴时间为45～72小时。第2次敷药需在前次敷药1～2小时后再行敷贴。每5次为1个疗程。

【出处】杨蕾，全燕.中药敷脐治疗小儿厌食症32例［J］.新中医，2005（10）：77.

5. 中药敷脐治小儿食欲不振（五）

【主治】小儿厌食。

【药物】九香虫2克、木瓜5克、胡黄连5克、青皮3克、苍术3克、佩兰3克、槟榔6克。

【方解】九香虫温中行气；木瓜健脾消食；胡黄连清热燥湿；苍术燥湿健脾；佩兰醒脾开胃；青皮疏肝破气，消积化滞；槟榔消积；诸药共用，理气消食，健脾开胃，以消为补，调理脾胃功能。

【用法】上药研末后各取适量，以食醋调糊。敷于脐部。夜晚给药，每日换药，2周为1个疗程。间隔10天后进行第2个疗程，敷药期间不再给其他药物。

【出处】吉训超，王祥，许华.中药敷脐法治疗小儿厌食症65例疗效观察［J］.新中医，2003（11）：36-37.

6. 中药敷脐治小儿食欲不振（六）

【主治】小儿厌食。

【药物】丁香、吴茱萸各三份，肉桂、细辛、木香、白术各一份。

【方解】方中吴茱萸气味俱厚，浮而降，为阳中阴药，可温中下气，治饮食不消；丁香可缓解腹部气胀、促消化；细辛性温味大辛，"芳香最烈"，气比味厚，属阳主升，可温中下气、行气宽中，又可润燥通便；木香香气如蜜，李时珍谓其为三焦气分之药，能升能降，中气不运，皆属于脾，脾喜芳香，故中焦气滞用之，《太平圣惠方》亦谓其可治"腹胀懒食"；肉桂气热味大辛，为纯阳之品，可下行命门而补益肾阳，又可温暖中焦；白术性温味苦甘，入脾胃经，不仅可补脾益胃，亦可燥湿和中，方中之药大多为辛香之品，不仅行散之功较强，促进药物的渗透吸收，更因"香能通气"而开结醒脾、宣郁化滞。诸药相配，补中有行，补而不滞，且能升能降，促进脾升胃降之枢机恢复正常。

【用法】取上药适量，按照上述比例研为药粉。每次取药粉5~10克，加酒调成药糊，脐部事先用温水洗净，药糊敷于脐部，填平为度，外盖自粘性无菌敷料。敷药24小时更换1次，取下后清洗局部，再换上新的药剂及敷料，7~10天为1个疗程。

【出处】陈烨，吕英等.运脾散敷脐治疗小儿厌食症57例［J］.中医外治杂志，2001（03）：21.

7. 消食散敷脐敷脐治小儿厌食

【主治】小儿厌食。

【药物】焦白术30克、吴茱萸20克、山药20克、木香10克、丁香10克。

【方解】方中焦白术健脾燥湿和中，运脾醒脾；山药补脾益气；吴茱萸、木香、丁香气味辛香行气和中、醒脾和胃；以醋调敷有下气消食，开胃顺气的作用。

【用法】按比例取上述各细末（过100目筛），每次3克，加食醋调糊，药糊敷于脐部。隔日换药，5次1个疗程。

【出处】刘小英，王金权.消食散敷脐治疗小儿厌食症86例［J］.中国民间疗法，2000（01）：13-14.

8. 中药敷脐治小儿厌食

【主治】小儿厌食。

【药物】苍术10克、干姜10克、莱菔子10克、肉桂5克。

【方解】方中苍术入脾胃二经，燥湿健脾；干姜、肉桂温中散寒；莱菔子消食化积。

【用法】按比例取上药细末适量，用醋调糊敷于脐部，每日换药，10天1个疗程，连用2个疗程。

【出处】李秀芳.中药敷脐治疗小儿厌食症40例［J］.河北中医，1998（01）：20.

9. 中药敷脐治小儿食欲不振（七）

【主治】小儿厌食。

【药物】炒神曲10克、炒麦芽10克、焦山楂10克、炒莱菔子6克、炒鸡内金5克。

大便秘结者加大黄5克，大便稀溏者加苍术10克。

【方解】神曲、麦芽消食和中；山楂消食化积、活血化瘀；莱菔子消食化积；鸡内金运脾健胃。可共同发挥消食和胃，散瘀化积，理气化痰，健脾运脾的功效，为治疗本病的行之有效的方药。

【用法】按比例取上药细末适量（过80目筛），加面粉适量，用温水调糊，敷于脐部，每晚睡前敷贴，次晨取下，每敷5天休息2天，4周为1个疗程。

【出处】李芳，孙敏等.消化散敷脐治疗小儿厌食症610例［J］.中医外治杂志，1997（06）：20-21.

10. 中药敷脐治小儿食欲不振（八）

【主治】小儿厌食。

【药物】白术、枳实、山楂、砂仁、莱菔子、肉桂、冰片。

【方解】白术燥湿健脾；枳实破气消积；山楂健胃消食；砂仁温脾开胃；莱菔子可消食除胀；肉桂温中运脾；冰片助药物透皮吸收。众药可共奏理气健脾、消食除积之功效。

【用法】消食贴敷脐，每日1次，每次1贴，持续敷贴12小时以上。贴膏4cm×4cm，含膏量≥1克，含生药2克。

【出处】司远萍，唐瑛等.消食贴敷脐治疗小儿厌食症的临床观察［J］.中国中西医结合杂志，1997（10）：634.

11. 中药敷脐治小儿食欲不振（九）

【主治】小儿厌食。

【药物】藿香、佛手、砂仁、连翘心、吴茱萸。

【方解】藿香芳香化湿、开胃止呕；佛手、砂仁理气和胃；吴茱萸降逆止呕；连翘消食积产生内热。诸药共用，行气和胃，消食止呕。

【用法】取上药适量，共研细粉，过100目筛，以温开水调成糊状，装瓶备用，勿泄气。每次取药膏1~1.5克，敷于脐眼，涂满为宜，后用敷料和胶布或风湿膏固定好，隔日换药1次，一般3~5天可见效，10天药效达高峰。

【出处】史正耀.中药敷脐治疗小儿厌食症63例［J］.湖北中医杂志，1996（02）：32.

12. 中药敷脐治小儿厌食症

【主治】小儿厌食。

【药物】苍术、白术、陈皮、山楂、鸡内金、丁香各等份。再按100：1的重量比取硫酸锌片剂。

【方解】方中苍术燥湿运脾，中理气，诸药合用起到健脾胃、助运化、消积滞之功效，从而起到治疗之目的。另外锌对于正常味觉及食欲也起作用。

【用法】按比例取上药细末（100目筛），混匀，取1克敷于神阙穴。每24小时换药1次，5天为1个疗程，停药2天，后可再进行下1个疗程。

【出处】周文初.自制方剂敷脐治疗小儿厌食症［J］.浙江中西医结合杂志，1995（S1）：78.

13. 消积厌食散敷脐治疗小儿食欲不振

【主治】小儿厌食。

【药物】山甲9克、鸡内金9克、大白9克、莱菔子6克、焦三仙各15克、茯苓15克、白芷15克、藿香9克、砂仁6克、酒大黄3克、枳壳6克、陈皮6克、木香6克、香附9克。

【方解】鸡内金、焦三仙、莱菔子、茯苓消食健脾，用于治疗食积不化、中焦气滞、脘腹胀满、不思饮食；大白、山甲、酒军、枳壳有行气荡腑、消积导滞之效，用于治疗肠胃两腑推磨无力致食积不化、气机郁滞、嗳腐吞酸、脘腹胀满；砂仁、陈皮、木香、香附、藿香、白芷为芳香药，具走窜之性，可舒畅气机、宣化湿浊、健脾醒胃，引药直达病所。上述诸药合用，可使气机畅达，食积得化而脾胃得以健运，纳化正常，则厌食自然消失。

【用法】取上药适量，研为极细面，过120目筛，贮瓶密封备用。用时按每人6克/次，以适量上等陈醋调成糊状，敷于肚脐上。药糊上敷盖6cm×6cm蜡纸，外部再用8cm×8cm胶布敷盖，用药48小时后揭去，连敷3次为1个疗程，一般用药2~3个疗程。治疗期间不接受其他治疗。

【出处】李巧玲，李新年.消积厌食散敷脐治疗小儿厌食485例疗效观［J］.河南中医药学刊，1995（05）：39-40.

三、小儿腹泻

1. 五倍子吴茱萸敷脐治疗小儿急性腹泻

【主治】急性腹泻。

【药物】五倍子、吴茱萸、肉豆蔻（煨）。

【方解】五倍子具敛肺、涩肠、止血、解毒的功效，可以用于治疗久泻、脱肛、自汗、盗汗、便血等。吴茱萸具有散寒止痛、降逆止呕、助阳止泻之效，常用于寒疝腹痛、脘腹胀痛、呕吐吞酸、五更泄泻等。

【用法】取上药粉末适量，混匀。每次取5克，以适量白醋调成药糊，用纱布包好后敷于脐部，间隔24小时更换一料，3天为1个疗程。

【出处】柯映春.五倍子吴茱萸敷脐治疗小儿急性腹泻的疗效观察［J］.现代诊断与治疗，2013，24（19）：4344-4345.

2. 萸香散敷脐治疗婴幼儿迁延性慢性泄泻

【主治】迁延性慢性泄泻。

【药物】萸香散：吴茱萸2克、丁香2克、木香2克、肉桂2克、苍术2克、炒车前子2克。

【方解】苍术芳香开胃、醒脾助运、疏化水湿；吴茱萸为温里药，具散寒止痛、下气燥湿之效；丁香能温中降逆、温肾助阳；木香有调中化滞之效；肉桂补火助阳、温通经脉；车前子有利水湿分清浊、渗湿止泻之效。

【用法】取萸香散适量，研成细粉末状，加75%酒精调成药糊，涂布于神阙、水分2穴处，外贴麝香追风膏，封严即可。萸香散12克为1剂，6月内患儿每次半剂，6月~2岁每次1剂，1日1贴，其间热水袋温熨3次，5天为1个疗程。

【出处】李艳平，张建宁，杨淑贤.脐敷萸香治疗婴幼儿迁延性慢性泄泻84例临床观察［J］.医学理论与实践，2000（05）：287-288.

3. 中药敷脐治疗小儿慢性腹泻

【主治】慢性泄泻。

【药物】肉桂、吴茱萸、川椒、丁香。

【方解】肉桂温中散寒，振奋脾胃之阳，温补命门之火；吴茱萸温中散寒而止泻；丁香温肾助阳；川椒温中止痛健脾。四药合用，共奏温暖中焦，健运脾胃，温补命火，振奋肾阳之功。

【用法】上药各等份，取适量，研磨为末，用麻油调和，以直径约2.5cm，厚约0.4cm摊于伤湿止痛膏上，备用。用酒精棉球或白酒消毒擦净脐部周围，贴上上述药膏即可。每2～3日1次，每次1贴。

【出处】王艳红，许建成，王艳丽.中药敷脐治疗小儿慢性腹泻360例[J].社区中医药，2005，7（1）：40.

4.芪萸散敷脐治疗小儿秋季腹泻

【主治】小儿秋季腹泻。

【药物】黄芪1.5克、吴茱萸1.5克、肉桂1.5克、苍术1.5克、胡椒1.5克、丁香1.5克。

【方解】黄芪补中益气，具有温中固下之功；吴茱萸、丁香、胡椒、肉桂温阳化气、散寒止痛，均属温里药物；苍术具健脾、燥湿、止泻之效；食醋性味酸、温，归肝经和胃经，具收敛和渗透功效。诸药合用，可温运脾阳，水谷自化，腹泻得愈。

【用法】每次使用时将上述药材共研成粉状后，用适量食醋调成糊状，加温，摊于两层纱布之间，折起纱布四周将该药平摊于脐上。每24小时换药1次。脱水者给予静脉补液或口服液补液。

【出处】徐建峰.芪萸散敷脐治疗小儿秋季腹泻临床观察[J].河南中医，2005，25（4）：40.

5.止泻散敷脐治疗小儿秋季腹泻

【主治】小儿秋季腹泻。

【药物】炒五倍子10克、吴茱萸6克、公丁香3克、莱菔子3克、干姜3克、肉桂5克、苍术3克、藿香5克。

【方解】肉桂、干姜、吴茱萸、公丁香均为热性药，具有助阳、强脾之效，脾主运化，脾健则使消化吸收、运湿作用平衡，起固本之效；佐以苍术、藿香加强祛湿，五倍子涩肠止泻。

【用法】将上述各药研成干粉，分为6份备用。用时取1份醋调成糊状外敷患儿肚脐，每天1次，24小时后换药，3天1个疗程。

【出处】李七一.止泻散敷脐治疗小儿秋季腹泻60例[J].中医外治杂志，2010，19（01）：12-13.

6.坎离散敷脐治疗小儿秋季腹泻

【主治】小儿秋季腹泻。

【药物】山药、五味子、吴茱萸、补骨脂、肉豆蔻、丁香、木香、泽泻、猪苓各等份。

【方解】山药、五味子、吴茱萸、补骨脂温肾暖脾、固肠止泻；肉豆蔻、丁香、木香化湿以消痞，利湿以止泻，辛开苦降，醒脾和胃，以达肌腠；泽泻、猪苓具淡渗利水、利小便实大便之效，诸药合用，能温肾健脾，收敛止泻。

【用法】上述药材共研细末，过6号筛，避光保存，待用。取3.5cm×2.5cm医用胶布，黏面中央放一无菌棉球用作敷料。敷脐时应注意使患儿平卧，经小儿脐部清理消毒后，按照小儿脐孔大小将适量药末纳入脐中，敷料上的棉球对准脐孔后敷脐。每3小时以掌心对准脐孔，压住胶布及小儿皮肤，用手轻揉脐孔周围2~3分钟。10小时后，揭去胶布并去除残药，揉磨脐部1~2分钟。第2天同法复敷用药，6天为1个疗程。

【出处】王克.自拟坎离散敷脐治疗小儿秋季腹泻121例〔J〕.陕西中医，2009，30（11）：1566.

7. 七味白术散敷脐治疗小儿腹泻

【主治】小儿秋季腹泻。

【药物】人参3克、茯苓6克、炒白术6克、甘草2克、藿香叶5克、木香4克、葛根8克。

【方解】人参和白术相配伍，相须为用，相互促进，甘温之性缓中补脾养气，苦温之性燥湿温中健脾，共使脾胃之气得补；茯苓利水渗湿，具健脾之效，木香温中、行气、止痛、健脾、消食、导滞；藿香味辛，药性微温，入脾，祛湿健脾；葛根升阳止泻，升脾胃清阳之气。诸药合用，能祛湿健脾、止泻。

【用法】研末，经醋调匀，取适量外敷脐部，用伤湿止痛膏固定，1次/天，3天为1个疗程。

【出处】梅雪，齐文辉.七味白术散敷脐治疗小儿腹泻疗效观察〔J〕.实用临床医学，2008，9（7）：89.

8. 敷脐治疗小儿腹泻

【主治】伤食泻、脾虚泻、湿热泻。

【药物】伤食泻方：山药、神曲、连翘、山楂。

脾虚泻方：党参、白术、茯苓、山药、丁香、肉桂。

湿热泻方：葛根、黄连、秦皮、黄柏、车前子。

【用法】将上述药材研成细末，混匀密封后备用。用时取适量药粉加黄酒调制成直径为2cm、厚0.5cm的药饼，置于医用胶贴中央，敷于脐部。1次/日，每次4~6小时，冬春季每次时间可延长，1个疗程3~5天。治疗期间停用其他药物。伴有轻中度脱水者同时给予补液、纠酸。皮肤过敏应停止使用。

【出处】刘奕，吴力群.辨证分型中药敷脐治疗小儿腹泻520例疗效观察［J］.辽宁中医杂志，2007，34（2）：167-168.

9. 敷脐散治疗小儿夏季腹泻

【主治】夏季腹泻。

【药物】吴茱萸、干姜、苍术、土白术、白芷各等份。

【方解】吴茱萸、干姜、苍术、土白术能温运脾阳、健脾燥湿；苍术、白芷味辛，祛风燥湿，散寒止痛。白芷另有麝香样作用，能开窍窜透，引诸药直达脏腑，达满意疗效。

【用法】将上述各药材研成细末，装瓶密封备用。用时取1.5克，用黄酒调和成糊状敷小儿脐部（神阙穴），外覆油纸盖贴，包扎或用胶布外贴固定（皮肤过敏者不用）。24小时后换药。

【出处】王秀玲，孙兆领.敷脐散治疗小儿夏季腹泻［J］.内蒙古中医药，2001（05）：46.

10. 贴脐法治疗小儿消化不良性腹泻

【主治】小儿消化不良性腹泻。

【药物】胡椒、肉桂各等份。

【方解】胡椒温中散寒，暖肠胃，止泄泻；肉桂温中补阳。两者药性温芳香，贴于肚脐达温运脾胃之效，回复运化功能，健运脾胃则消积食，改善清浊不分、止腹泻。

【用法】将等量胡椒、肉桂研成细末，取适量放置脐中，用胶布固定，肚脐有感染患儿禁用。对1岁以上儿童可加酒调药末，效果更佳。24小时换药，每日1次。若因泻下严重，脱水或电解质紊乱，还应配合西医补液。

【出处】陈宗明.贴脐法治疗小儿消化不良性腹泻35例［J］.实用中医药杂志，2001（08）：32.

11. 白术散敷脐治疗小儿腹泻

【主治】小儿腹泻。

【药物】白术10克、茯苓10克、藿香叶3克、木香10克。

【方解】白术具促胃肠分泌、缓和胃肠蠕动、调节电解质平衡之效；茯苓可抗菌、利尿、调节免疫及镇静安神；藿香药性微温，用于治疗湿阻脾胃，可抑菌、抑制胃肠过激蠕动、促进胃液分泌而助消化；现代药理学研究表明木香可降低肠管紧张性，拮抗乙酰胆碱的收缩效应，并有抑菌作用。诸药配合共起和胃健脾健胃、温中行气，益气化浊。

【用法】上述各药混匀研成细末，2层细纱布包裹，敷于小儿脐部，1次/日，每次1～2小时，7天1个疗程。

【出处】裴俊清，杨建新.白术散敷脐治疗小儿腹泻［J］.山东中医杂志，2006（03）：181.

12. 中药敷脐治疗小儿脾虚腹泻

【主治】脾虚腹泻。

【药物】肉桂20克、苍术20克。

【方解】肉桂辛热，温肾暖脾、温中祛寒；苍术燥湿健脾，故本方有显著治疗脾虚型腹泻，亦可用于虚寒型腹泻。但应注意，临床使用起效后应继续敷药1～2天，使疗效巩固。但对伤食泻及湿热泻者不适用。

【用法】上述两药共研为末，用醋调糊，取适量置肚脐中，令满为宜，用医用胶布固定，每天1次，24小时换药，2天1个疗程。

【出处】何健飞，黄伟菊.中药敷脐治疗小儿脾虚腹泻52例［J］.医学理论与实践，2001（08）：733.

13. 中药敷脐治疗小儿肺炎继发腹泻

【主治】小儿肺炎继发腹泻。

【药物】吴茱萸1.5克、丁香1.5克、黄连3克、陈皮3克、诃子5克。

【用法】均采用中药配方颗粒，使用时用陈醋将颗粒药物混匀调成糊状，用温水先将肚脐擦拭干净，加温后将药物敷于患者脐上，固定。24小时换药1次，共治疗3天。

【出处】葛敏.中药敷脐治疗小儿肺炎继发腹泻32例［J］.中医外治杂志，2006（03）：10-11.

14. 芜荑消积膏治疗小儿伤食性腹泻

【主治】小儿伤食性腹泻。

【药物】芜荑10克、广木香10克、槟榔10克、苍术10克、牵牛子10克、芦荟10克、党参10克、胡黄连5克。

【方解】芜荑味苦、性温，为君药，能杀虫消积、除湿止痢。广木香、槟榔为臣药，广木香具有健脾消食、行气止痛的功效，可治气痛、停食积聚、胸满腹胀、呕吐泻痢等；槟榔偏消积导滞、行水化湿，有驱虫、抗病毒和真菌等作用，两药配伍可行气导滞、消积除胀。苍术、党参、牵牛子、芦荟、胡黄连为佐药，苍术有燥湿健脾、祛风散寒之效；牵牛子逐痰攻积，可泻下、利尿、消肿、驱虫；党参补中益肺、健脾益气；芦荟清热凉肝、泻下杀虫；胡黄连清退虚热、消疳热、清热燥湿，共奏化积消滞、行气止泻、补中健脾之功。

【用法】将上述药材常规消毒，粉碎机打碎为超微细末，混匀后加适量凡士林，按生药与凡士林2：1的比例混合，搅拌均匀成糊状，储存于无菌容器。使用时使患儿仰卧，每次取药膏约3克，捏成薄饼状（约1分硬币大小），将药饼置于患儿脐上，用透气胶布覆盖固定，24小时换药1次，连用3天为1个疗程。

【出处】姚芳，杨维华.芜荑消积膏敷脐治疗小儿食积性腹泻的疗效观察［J］.世界中医药，2012，7（05）：408-409.

15.消食止泻膏治疗小儿伤食性腹泻

【主治】小儿伤食性腹泻。

【药物】消食止泻膏：山楂5克、麦芽5克、神曲5克、鸡内金10克、党参5克、山药5克、吴茱萸5克。

【方解】山楂消食化积、行气散瘀、止泻止痛；麦芽、神曲、鸡内金用于脾胃虚弱所致的积食，消化不良、不想吃东西、打嗝酸臭味，可和中止泻；山药可益气养阴、固涩止泻；吴茱萸具有温中健脾、和胃降逆、疏肝止泻之效。党参健脾益肺、养血生津，现代药理学研究表明可兴奋神经系统，促进新陈代谢和消化并抑制应激引起的胃排空加速。醋具有收敛之意，使用时用其调成糊状。诸药合用可温中止泻、健脾消食。

【用法】将上述药材烘干后研磨成细粉，过200目筛，放置密闭容器备用，使用时取5克用醋混匀和成糊状。将药糊置于医用胶布中央，敷于患者脐部。每次敷脐6~8小时，1次/天。

【出处】尚兰英.消食止泻膏敷脐治疗小儿伤食型腹泻临床应用研究［J］.中国社区医师（医学专业），2011，13（15）：183-184.

16.暖脐散敷脐治疗小儿腹泻

【主治】小儿消化不良性腹泻。

【药物】吴茱萸10克、公丁香10克、肉桂10克、小茴香10克、栀子10克、芒硝15克、胡椒3克、冰片1克。

【方解】丁香温中降逆，吴茱萸助阳止泻，肉桂、胡椒温中散寒、止痛、降逆止呕、温肾助阳，小茴香理气和胃，栀子清三焦之火、开郁，芒硝导泻热通便、润燥软坚、消肿除胀，冰片清热、芳香走窜，深入腠理。诸药合用，温补为主，清润为辅。用于治疗虚寒性腹泻、虚实夹杂的伤食泻和轻型湿热泻。

【用法】芒硝、冰片共同研磨成细末，其余药物粉碎成粉。所有药物混合均匀，15克/袋装入密封袋，备用。每次取1袋，用醋调制成糊状外敷脐部，用塑料薄膜覆盖后纱布固定，每24小时换药，3天1个疗程。对于腹泻次数多，脱水患儿给予补液。发热、有大便黏液者可加用抗生素或小儿奇应丸。

【出处】杨启清，沈世应.暖脐散敷脐治疗小儿腹泻158例［J］.安徽中医学院学报，2000（06）：21-22.

17. 敷脐散治疗小儿风寒泻

【主治】小儿风寒泻。

【药物】丁香5克、吴茱萸3克、藿香5克、肉桂5克、木香5克。

【方解】藿香辛温，透散表邪、解除里滞，能理气和中止呕；丁香、肉桂可温中散寒止痛、助阳；吴茱萸其味辛性热，可散寒止痛、温阳止泻；木香有助于行气，诸药合用，共奏温中散寒、燥湿化浊、止痛止泻之功效。

【用法】将上述各药研磨成粉末，用植物油调制成糊状，置于医用胶贴中央，敷于脐部，敷贴时间4~8小时/次，1次/天。

【出处】张慧媛，张丽琛.敷脐散治疗小儿风寒泻的临床疗效观察［J］.实用中西医结合临床，2018，18（5）：38-40.

18. 保和丸敷脐治疗小儿食饵性腹泻

【主治】食饵性腹泻。

【处方】山楂、神曲、莱菔子、陈皮、半夏、茯苓、苍术、厚朴、连翘、白术。

【方解】选用出自《丹溪心法》的保和丸加味敷脐治疗，方中山楂、神曲、莱菔子消除食滞，恢复脾胃运化功能，陈皮、半夏、茯苓、苍术、厚朴有和胃利湿作用，连翘清热解毒，升举阳气，白术健脾益气，燥湿利水。

【用法】将每味药配方颗粒混合均匀，用温开水调制成糊状，用一次性输液贴固定敷于脐部，每24小时更换，连用3天。

【出处】刘百祥.敷脐治疗小儿食饵性腹泻39例总结［J］.湖南中医杂志，2014，30（10）：63-64.

四、小儿抽动秽语综合征

中药敷脐治抽动秽语

【主治】高热抽搐。

【药物】鲜地龙50条。

【方解】地龙清热定惊，通络，用于治疗高热神昏，惊痫抽搐。

【用法】清水洗净，捣成泥状敷脐。

【出处】莫太安.小儿脐疗十五法［J］.云南中医杂志，1992（04）：48-49.

五、小儿睡眠不安

1. 中药敷脐治小儿夜啼（一）

【主治】小儿夜啼。

【药物】心神不宁型：吴茱萸6克、琥珀15克、朱砂4克。

乳食积滞型：大黄10克、甘草6克。

【方解】治心神不宁型方：吴茱萸具有散寒助阳、温脾益肾之效；琥珀能镇静安神，临床用于精神不安之惊悸；朱砂主入心经，镇静清火、安神定志。上药合用，使温煦脾肾，清泻心火，而致心神安宁、夜眠安稳。

治乳食积滞型方：大黄清热泻下，引火下行；甘草具有补脾益气、清热解毒、缓急止痛之效，二者合用可积滞除、热毒清，另配姜汁互补寒热，调畅胃肠，使得小儿夜啼自然安宁。

【用法】心神不宁型：将上述药物研成细末，存于干燥清洁器皿内密封。每晚睡觉前取少许药末用姜汁调成糊状，放置于脐中，用一层消毒纱布覆盖，曲安奈德新霉素贴膏固定，1～2天换药1次，7天/疗程。

乳食积滞型：将上述药物研成细末，过100目筛，放置于干燥清洁玻璃瓶内，每晚睡觉前，取少许药末用姜汁调成糊状，放置于脐中，用一层消毒纱布覆盖，曲安奈德新霉素贴膏固定，24小时换药1次，3天/疗程。

【出处】苏文秀.浅谈敷脐的临床运用与注意事项［J］.基层医学坛，2018，22（35）：5020-5022.

2. 中药敷脐治小儿夜啼（二）

【主治】小儿夜啼。

【药物】黑丑10克、蝉蜕10克。

【方解】黑丑，《名医别录》中谓"除风、除痰"；蝉蜕，《药性赋》中谓"甘寒，消风定惊、杀疳除热"，《医宗金鉴·儿科心法要诀》中记载用于治疗小儿夜啼。二者相配，共奏除风定惊之功，疗效甚佳。

【用法】蝉蜕洗净，将黑丑与之焙干研细末，用母乳或盐水调制成糊状，贴于患儿脐上，用胶布固定，24小时换药，连用3天。

【出处】周万顺.周基钱儿科脐疗经验［J］.实用中医药杂志，2014，30（06）：564.

3.宝贝夜宁散敷脐治小儿夜啼

【主治】小儿夜啼。

【药物】血竭3克、冰片1克、菖蒲6克、朱砂1克、磁石5克、肉桂6克。

【方解】菖蒲具有清阳祛风的作用，肉桂有引火归原的功效，朱砂、磁石能安神定志，血竭、冰片主活血通络。

【用法】将上述各药研成细粉混匀。先用盐水棉球擦净患儿肚脐，然后用干棉签（球）擦干肚脐，取药粉1~3克撒敷肚脐，敷干棉球（或纱布），外用纱布（或透气胶布）固定，1次/天，隔日换药，治疗3次为1个疗程。

【出处】秦骥.宝贝夜宁散敷脐治疗小儿夜啼20例临床观察［J］.光明中医，2005（05）：65-66.

4.中药敷脐治小儿夜啼（三）

【主治】小儿夜啼。

【药物】五倍子6克、炒莱菔子3克、木香3克、白芍3克、朱砂0.5克、蝉衣3克、甘草2克。

【方解】以香窜渗透之药敷贴治疗小儿夜啼为佳。以陈醋为调料，一因陈醋酸敛收涩，以守护心神之气，防患于散；二因陈醋为米所制，有黏性，方便搅拌成糊；五倍子性酸、涩、平。《本草纲目》记载此方有治小儿夜啼频之疗效；炒莱菔子可理气消胀、和胃化食，炒制后可使香窜渗透作用增强；木香有理气止痛之效，专治腹痛腹胀；白芍缓肝柔急、解痉止痛之效显著；朱砂能减轻大脑中枢神经的兴奋性，养心安神，助镇静催眠。

【用法】将上述药物焙干研面，用陈醋调制成糊状，敷于患儿脐中，用以纱布覆盖，胶布固定或绷带缠敷。每日下午或临睡前敷贴，12小时后揭开，次日再敷，3天/疗程。

【出处】任晓丹，苏春芝，袁伟娜，等.夜啼散敷脐治疗小儿夜啼72例［J］.现代中西医结合杂志，2000（07）：605-606.

5.中药敷脐治小儿夜啼（四）

【主治】小儿夜啼。

【药物】朱砂20克、琥珀20克、吴茱萸10克。

【方解】朱砂、琥珀皆味甘、归心经，主重镇宁神、定惊止痉；以吴茱萸为辅，疏肝降逆、开郁安神。二者合用共奏安神定惊之功，具有治疗小儿夜啼之效。

【用法】将上述药物研末，备用。用时取1~2克药粉和匀用温开水或蜂蜜调成饼状，纳入患儿脐中，用胶布外固定。24小时或48小时换药1次，7次/疗程。

【出处】刘学文.吴茱萸敷脐治疗儿科常见病［J］.中国乡村医药，1999（08）：21-22.

6.乌药蝉衣散脐敷治疗小儿夜啼

【主治】小儿夜啼。

【药物】乌药10克、姜蚕10克、蝉衣15克、琥珀3克、青木香6克、雄黄5克。

【方解】诸药合用主温脏理气，祛风止惊。

【用法】将上述药物共研细末备用。使用时取药末10克，用热米酒调制成糊状，涂在合适的敷料上，敷于患儿肚脐。每天1次，每晚更换，7天/疗程，一般1个疗程可愈。

【出处】黄炳初.乌药蝉衣散脐敷治疗小儿夜啼［J］.四川中医，1994（05）：39.

7.中药敷脐治小儿夜啼（五）

【主治】小儿伏卧，曲腰而啼，下半夜尤甚，啼声低微，四肢欠温，小便多。

【药物】丁香、肉桂、吴茱萸各等份。

【方解】吴茱萸有散寒助阳、温脾益肾之效；肉桂有引火归原之效；丁香有温肾助阳之效。诸药合用，可温煦脾肾、安神心志，用于治疗小儿夜啼。

【用法】将上述药物研磨成为细末，取适量药粉填入患儿脐中，用胶布固定，每天1次，并每晚热敷15~20分钟，1~2日换药。

【出处】霍红芹.中药敷脐治疗小儿夜啼方［J］.中国民间疗法，2006（01）：27.

8.中药敷脐治小儿夜啼（六）

【主治】小儿睡喜仰卧，见灯火和上半夜啼哭尤甚，啼声响亮，烦躁不安，小便短赤，大便秘结。

【药物】蝉蜕、栀子、朱砂各等份。

【方解】蝉蜕有消风定惊之效；朱砂主清心重镇安神；栀子可泻火除烦。诸药合用，共奏有清泄心火、宁心安神、定惊之效。

【用法】研为细末填脐，外用胶布固定，1~2天换药1次。

【出处】霍红芹.中药敷脐治疗小儿夜啼方［J］.中国民间疗法，2006（01）：27.

9. 中药敷脐治小儿夜啼（七）

【主治】用于因治疗患儿受惊恐惧，症状为哭声尖锐、时高时低、唇与面色乍青乍白。

【药物】朱砂、珍珠粉、五味子各等份。

【方解】朱砂有重镇安神之效；珍珠粉有清心定惊之效；五味子有宁心安神之效。诸药合用共奏安神定惊之效，用于治疗小儿夜啼。

【用法】将上述药物研为细末，取少许药粉填脐，用胶布固定，每1~2天换药。

【出处】霍红芹.中药敷脐治疗小儿夜啼方［J］.中国民间疗法，2006（01）：27.

10. 中药敷脐治小儿夜啼（八）

【主治】患儿夜间阵发性啼哭、腹胀、呕吐乳食、大便酸臭、乳食不节。

【药物】山楂1克、芒硝1克、蝉衣1克。

【方解】山楂有消食健胃之效；芒硝有泻热通便之效，二者合用可除积滞、清热毒。配有蝉衣消风定惊，诸药合用可调理胃肠通常、定惊安神，具有治疗小儿夜啼之功效。

【用法】将上述药物共研细末，填入患儿脐中，外用胶布固定，2天换药，每晚热敷15~20分钟。

【出处】霍红芹.中药敷脐治疗小儿夜啼方［J］.中国民间疗法，2006（01）：27.

11. 中药敷脐治小儿夜啼（九）

【主治】小儿夜啼。

【药物】朱砂0.5克、五倍子1.5克。

【方解】朱砂重镇安神，有镇静催眠之效；五倍子补肾宁心，可止小儿夜啼，两药相配，药少而力专，使患儿神安意静，诸症皆除。

【用法】将上述药物共研为细末，加适量嚼烂的陈细茶，各药混合后，加少许水捏成小饼状，敷于患儿脐内，外盖两层纱布，用胶布固定，每晚更换。

【出处】张奇文.中国膏敷疗法［M］.中国医药科技出版社：北京，2018：468.

12. 黑丑敷脐治小儿夜啼

【主治】小儿夜啼。

【药物】黑丑7粒。

【方解】黑丑苦寒，可除风除痰而定惊。

【用法】将黑丑捣碎，用温水制成糊状，临睡前用之敷脐，用胶布固定。

【出处】李德萱.黑丑外敷治小儿夜啼［J］.中医杂志，1983（04）：34.

13. 朱砂敷脐治小儿夜啼

【主治】小儿夜啼。

【药物】朱砂。

【方解】朱砂有增强清心安神之功，可治疗多因心火上亢而致心神不安、惊悸失眠等症状的小儿夜啼。

【用法】取朱砂适量，少许水调和，置于大瓷盆底上研磨溶解，用毛笔蘸取朱砂汁适量，涂于患儿脐部、心口和手足心，连续3次，每日1次。

【出处】于翠英，于丽.朱砂涂脐治疗小儿夜啼［J］.中国民间疗法，2002（08）：27–28.

14. 朱砂散穴贴治疗小儿夜啼

【主治】小儿夜啼。

【药物】朱砂、琥珀各等份。

【方解】朱砂、琥珀伍用，清心重镇安神，二者合用可心肝同治，协同增效。

【用法】二药共研细末，备用。临睡前，用温水浸湿干净毛笔，蘸少许药末，涂于患儿神阙、劳宫（双）、膻中等穴，每日1次，连用3次。

【出处】吴震西，吴自强等.中医内病外治［M］.人民卫生出版社：北京，2007：173.

第五节　其他病症

一、高血压

1. 吴茱萸敷脐治高血压

【主治】高血压。

【药物】吴茱萸。

【方解】吴茱萸引气下行，入肝经，引肝气下降，降气降火，火随气降与肾水相交，调和阴阳，起降压之疗效。

【用法】将吴茱萸研磨成细末，过筛，每晚睡前取10~20克药末，用醋调制成糊状，纳入脐中，用麝香虎骨膏上盖固定，3天换药1次，1月1个疗程，连用2个疗程停用。

【出处】商翠莲，李敏.吴茱萸贴敷神阙穴治疗高血压60例［J］.中医外治杂志，2003（02）：44.

2. 中药敷脐治高血压（一）

【主治】高血压。

【药物】吴茱萸、川芎各等份。

【方解】吴茱萸归肝经，可引肝气下降，气降则火降，火与肾水相交，阴阳调和，而达降压的效果；川芎有活血行气之效；两药相伍，治疗高血压。

【用法】将二药混合，研磨成细面，密贮备用。治疗时用酒精棉球将神阙穴擦净消毒，取约5~10克药粉纳入患者脐中，用麝香止痛膏上盖固定，72小时换敷1次。

【出处】田元生，李长禄，毕巧莲，等.神阙敷药治疗高血压病的对照观察［J］.中国针灸，1990（02）：15-16.

3. 中药敷脐治高血压（二）

【主治】高血压。

【药物】吴茱萸（胆汁制）500克、龙胆草（醇提）6克、硫黄50克、白矾（醋制）100克、朱砂50克、环戊噻嗪175mg。

【方解】吴茱萸味辛性温，用胆汁制后，其药性降温增凉，能够清肝利湿，平抑肝阳；龙胆草有泻肝胆实火之效；白矾能清热消痰；朱砂有清热解毒、镇静安神之效；硫黄善壮此肾中真阳，温补命门火衰；环戊噻嗪可治疗多种高血压症。中西并举，寒热并用，使药性不致过热过凉共奏清热泻肿、镇静安神之效。

【用法】上述各药混合研成细末。将患者肚脐洗净擦干，使患者平卧，每次取200mg药粉，压散于脐中，用手指向脐内轻轻按压，另用与脐大小略同的小块软纸盖于药粉之上，外面用2条2cm×5cm胶布，按十字形贴敷。每周更换1次，并测量记录血压值。

【出处】李震生.脐压散治疗高血压病50例近期疗效观察［J］.河南中医学院学报，1980（03）：31-32+45.

4. 中药敷脐治高血压(三)

【主治】高血压。

【药物】天麻、杜仲、菊花、地龙。

【方解】天麻、地龙既息肝风,又平肝阳,可止痉;菊花有清肝明目之效;杜仲可补肝肾,泻中寓补,用于治疗肝阳上亢的高血压。本方通过脐与脏腑经络联系的生理特点,能机体摄取药物精华发生效应。

【用法】将上述各药加工成粉末,以适量药末置棉布中扎成扁圆形药饼,置入以布料做成的椭圆形,制成药囊。将药囊佩戴于患者脐部,有效使用期为5~6个月。

【出处】胡毓恒.古汉天然药囊敷脐治疗高血压102例小结[J].湖南中医杂志,1995(05):33.

5. 降压Ⅰ号贴脐治疗原发性高血压病

【主治】高血压。

【药物】吴茱萸、川芎各等份,冰片半份。

【方解】吴茱萸性温,能补益脾阳,使肝气受约而降血压;川芎为血中气药,能升清阳而开诸郁,润肝燥而补肝虚,可止头痛,清头目,活血有降压的作用;冰片辛香,通经络,走窜透肌肉,能够促进药物透皮吸收。

【用法】将上述药物研末。每次取适量加硝苯地平20mg药片共研,用食醋调制成糊状,贴于肚脐神阙穴上,外用关节止痛膏固定,敷贴后24小时更换,1次/天,3周1个疗程。

【出处】张在晨,张喜莲.降压Ⅰ号贴脐治疗原发性高血压病151例[J].陕西中医,1995(10):460.

二、高凝血症

1. 利水化瘀膏敷脐治高凝血症

【主治】缺血性脑卒中急性期。

【药物】琥珀粉、水蛭粉、胆南星、瓜蒌、川芎、珍珠粉、黄连、牛蒡子、麝香、冰片。

【方解】琥珀粉、水蛭粉为君药。琥珀有利水化痰、定惊安神之效;水蛭功擅破血逐淤消癥。胆南星、瓜蒌、川芎、珍珠粉、黄连、牛蒡子为臣药。胆南星甘寒质润,有清热化痰、息风定惊之效;瓜蒌《本草纲目》谓之润肺燥降火、治咳嗽、涤痰结、利咽喉、止消渴、利大肠消痈肿疮毒;黄连质坚味厚、降而微升、清热燥湿。珍珠粉有抗炎消肿之效；川芎能升能散，味薄气雄，为血中气药，性最流通，辛散走窜，行气通络，有增强利水化痰之效；牛蒡子利二便，行十二经，散结除风，能通利小便，和腰膝凝滞之气，豁痰利咽。诸药合用，共奏利水化痰通络、清热除痰安神之效。麝香、冰片用作佐药。其中麝香通诸窍、开经络、透肌骨、治中风；冰片，能够芳香走窜、醒脑开窍、引药上行，具入诸窍、散郁火、清热解毒、开窍醒神、消肿止痛、明目去翳等效。冰片另有促体外透皮之功效，两者相须为用，一温一寒，共奏可使醒脑开窍、引药上行，增强君、臣诸药利水化痰，行气通络涤痰。

　　本方具有活血通络，利水化痰、镇惊开窍之功。诸药合用，治标为主兼治其本，泻中寓补，标本兼顾，切合病机，且药性较平和，对老年患者无不良刺激。

　　【用法】将胆南星、黄连、川芎粉碎，牛蒡子放入不锈钢网笼中捣碎，加入4倍药物用量麻油浸渍72小时，温度控制在200~229℃炸枯，加入碎断后的瓜蒌，滤过去渣。按每10克麻油加入2克蜂蜡熔化。待温度降至50℃以下，将琥珀粉、珍珠粉、水蛭粉、麝香、冰片配研，过120目筛，混匀，得到药油，每100克药油加2克氮酮拌匀制成软膏液，温度降低至30℃时，分装棕色瓶内密封备用。用时用75%医用酒精清洁消毒脐部，取该膏1克敷于脐上，用纱布覆盖固定。每24小时换药1次，15天/疗程。

　　【出处】郑世文.利水化瘀膏敷脐治疗缺血性脑卒中急性期的临床与实验研究［D］.山东中医药大学，2004.

三、高脂血症

1. 中药敷脐治高血脂（一）

　　【主治】高血脂。

　　【药物】大黄、冰片。

　　【方解】大黄味苦、性寒，能通腑气、化痰降浊、化湿消浊、活血化瘀、辅助降脂。配伍冰片性香辛窜，能通经络、透肌肉，可促药渗透，增强透皮吸收。

　　【用法】以饮食治疗为基础，给予阿托伐他汀钙片，并配合次方敷脐治疗。将大黄研磨成末，用酒调成糊状，与冰片1∶1混合后，敷贴于患者肚脐，敷药3次/周。

　　【出处】朱敏.大黄敷脐治疗痰浊瘀阻型高脂血症的临床研究［D］.广州

中医药大学，2013.

2.脐疗结合饮食疗法治疗高血脂

【主治】痰湿型高脂血症。

【药物】生山楂、苍术、泽泻、生大黄、冰片。

【方解】以山楂为君药，健脾祛痰、行气散瘀；泽泻行痰饮养五脏，苍术运脾燥湿，大黄荡涤肠腑、通腑泻滞增加逐痰祛瘀之功，以上四药共为臣，在助君同时兼以补虚，冰片为使，引药穿透皮肤毛窍，辅以添加少量食醋减轻药物毒副作用增加药效。

【用法】将上述药物粉碎为粉末，使用时按5：3：3：3：1的剂量比例，用食醋、凡士林混匀，调制成可压成厚2~3mm、直径为（1±0.2）cm的药饼。临用时，用75%酒精常规消毒，加上述药饼于神阙穴，用脐贴固定。2~3日/次，每周3次，每次贴敷3~24小时，用药后注意清洗皮肤并保持皮肤干燥。建议患者配合饮食疗法治疗，总疗程为12周。

【出处】庄晨.脐疗结合饮食疗法对台湾地区高脂血症患者的康复干预疗效及其评价［D］.南京中医药大学，2013.

3.中药敷脐治高血脂（二）

【主治】高血脂。

【药物】生山楂、制何首乌、丹参、泽泻、生大黄、冰片。

【方解】山楂为君药，有健脾祛痰、行气散瘀之效；泽泻利水消肿，行痰饮养五脏，丹参性微寒、活血化瘀，大黄荡涤肠腑，有活血祛瘀、通腑泄浊之功，何首乌补肝益肾，以上四药共为臣药，助君兼以补虚；冰片为使药，引药穿透皮肤毛窍，辅以添加少量食醋减轻药物毒性及不良反应增加药效。本方适用于痰浊瘀阻型高脂血症，有病证结合、祛邪不忘扶正、攻补兼施的特点。

【用法】将上述药物粉碎为末，按5：3：3：3：3：1的剂量比例，与食醋、凡士林调制成可压成厚2~3mm、直径为（1±0.2）cm的药饼备用。临用前用75%酒精常规消毒，将药饼置于神阙穴，用脐贴固定。2~3日换药，每周3次，每次贴敷3~24小时，用药后注意清洗皮肤并保持皮肤干燥。建议患者保持正常日常活动。

【出处】周秀丽.中药敷脐疗法对痰浊瘀阻型高脂血症的康复疗效观察［D］.南京中医药大学，2009.

4.中药敷脐治疗痰浊瘀阻型高脂血症

【主治】痰浊瘀阻型高脂血症。

【药物】何首乌（制）、生山楂、大黄（生）、泽泻、丹参、冰片。

【方解】何首乌入肝、肾经，益精、补肝肾、健筋骨；山楂入肝、脾、胃经，有消食化积、行气散瘀之效；丹参归心、肝经，有活血化瘀之效；泽泻归膀胱、肾经，有养五脏、益气力、行痰饮、泄水湿、补虚损、止头眩之效；大黄泻热毒、破积滞、行瘀血，冰片归心脾肝肺，引药透达皮肤毛窍。次方刺激性小。

【用法】将上述药物研磨成药粉，按药粉、食醋与凡士林5∶3∶3剂量比调配成药丸并压成饼备用。用医用酒精将患者神阙穴周围消毒，放上药饼并用脐贴固定，贴敷时间12小时，一周3次，3月/疗程。

【出处】刘红，余琳，文永兰.中药敷脐疗法对痰浊瘀阻型高脂血症的疗效分析［J］.医学信息（上旬刊），2011，24（06）：3300-3301.

四、糖尿病

1.牛苦胆敷脐治疗糖尿病

【主治】糖尿病。

【药物】牛苦胆1个、荞麦粉500克。

【方解】牛胆汁性味苦寒，能清热解毒，泻火除烦，荞麦健脾渗湿。牛苦胆与荞麦粉相伍，敷于脐部诸穴位神阙、天枢、中脘、下脘上，可通经活络、清热益气、补血生津。

【用法】将牛苦胆和荞麦粉两者充分混合均匀成糊状，分30等份，制成直径5～10cm、厚约1cm的饼状，待温度适中，放置于脐部及其周围，用纱布绷带固定，时间24小时，每晚敷用。重症患者应同时口服降糖药物。

【出处】孙玉琴，宋晓红，邱静春，等.牛苦胆敷脐治疗糖尿病32例临床观察［J］.中医药信息，2002（02）：47.

2.脐疗防治老年糖尿病胃轻瘫

【主治】老年糖尿病胃轻瘫。

【药物】厚朴、莱菔子、吴茱萸、红花各等份。

【方解】厚朴苦降下气、行气消肿；莱菔子行气理气，有消食导滞之效；红花有活血化瘀之效。将方中药物炒香研末，"炒香则气易透"，可促吸收，共奏健脾和胃、理气消胀之功。

【用法】取上述各药，炒香磨成细末，用姜汤调和药末，敷于患者肚脐，外加胶布固定，敷贴24小时。

【出处】王燕.脐疗防治老年糖尿病胃轻瘫［A］.中华中医药学会.全国中医药创新与发展研讨会专辑［C］.中华中医药学会：《中华中医药杂志》编辑部，2005：1.

3. 吴茱萸粉贴脐治疗糖尿病腹胀

【主治】糖尿病腹胀。

【药物】吴茱萸粉5～10克、肉桂粉2～3克。

【方解】吴茱萸归脾胃大肠经，性味辛、温热，具有温中行气，降逆止痛，健脾益胃之效，可缓解脘腹胀痛；生姜性辛温，可温中、和胃降逆；肉桂性味辛、甘，具温中补阳、散寒止痛之效；另加透皮剂可使诸药易吸收，通过十二经脉，直接作用于病所，内外夹击，使邪无所藏，从而达到消除脘腹胀闷不适的目的。

【用法】取5～10克吴茱萸粉，用姜汁或香油将药粉调成稠膏状，再加2～3克肉桂粉、透皮剂少许制成药膏。贴时先将脐部清洗干净，药膏敷贴后，外用医用胶布或伤湿止痛膏固定，以勿让药膏外漏为度，24小时后除去药渣，洗净脐部，隔日再贴，3～5次/疗程。

【出处】周孝德，常亚霖，张琳.吴茱萸粉贴脐治疗糖尿病腹胀128例小结［J］.甘肃中医，2003（06）：21.

4. 中药敷脐治疗糖尿病性腹泻（一）

【主治】糖尿病性腹泻。

【药物】吴茱萸、小茴香、干姜各等份。

【方解】吴茱萸、小茴香、干姜能温中散寒、温补肝肾。脐为神阙穴，能温通元阳，化寒湿积滞。

【用法】取茱萸、小茴香、干姜各等份混匀共研细末，用酒调制成糊状敷脐，12小时换药1次。

【出处】陈红梅，刘正霞.中药敷脐治疗糖尿病性腹泻［J］.中国民间疗法，2002（12）：25.

5. 敷脐治疗糖尿病性腹泻（二）

【主治】糖尿病性腹泻。

【药物】麻黄、益智仁、肉桂、五倍子、干姜。

【方解】糖尿病腹泻症状为大便泄泻如水样、无臭无味、日久难愈，夜间或五更明显，中医辨证多属脾虚（阳气）健运失权。脐为中医神阙穴，该穴有健脾温阳理气的效用，故以上述温药敷脐，可共奏温脾止泻之功。

【用法】将方中各药按2：1：1：2：1剂量比例混合均匀共研细末，每次使用取10克上述药粉，用75%的酒精棉球消毒脐部，再放入调好的药糊，外用一层塑料布敷盖和纱布固定。24小时后取下，隔日敷用1次，5次为1个疗程。

【出处】何亚雯.中药敷脐治疗糖尿病性腹泻36例［J］.浙江中医杂志，2000（08）：12.